AF459706

DISSERTATION

EN FORME DE LETTRE,

SUR L'EFFET

DES TOPIQUES

DANS

LES MALADIES INTERNES.

DISSERTATION

EN FORME DE LETTRE,

SUR L'EFFET

DES TOPIQUES

DANS

LES MALADIES INTERNES,

En particulier

SUR CELUI DE M. ARNOULT

CONTRE L'APOPLEXIE;

Ecrite par un Médecin de Paris, à un Médecin de Province.

SEPTIEME EDITION,

Augmentée de plusieurs Pieces intéressantes.

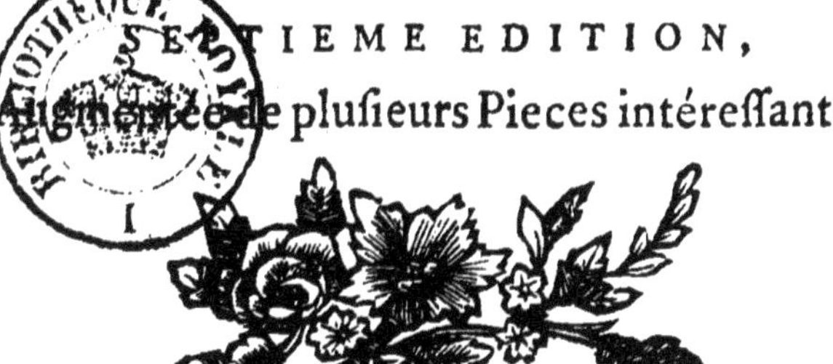

A PARIS,

Chez MOUTARD, Libraire, quai des Augustins, près du Pont Saint Michel.

M. DCC. LXIX.

Avec Approbation, & Privilege du Roi.

LETTRES PATENTES DU ROI,

PORTANT ratification & confirmation de l'Arrêt du Conseil d'Etat du Roi du 2 Août 1748, qui maintient le Sieur LOUIS ARNOULT, Marchand Droguiste, rue Quincampoix, à Paris, dans le droit de composer, vendre & débiter seul le Remede Anti-apoplectique & spécifique contre l'Apoplexie.

Du premier Mars 1772.

Registrées en Parlement le vingt-huit Août 1772.

LOUIS, par la grace de Dieu, Roi de France & de Navarre : A nos amés & féaux Conseillers les Gens tenans notre Cour de Parlement à Paris, & à tous autres nos Officiers & Justiciers qu'il appartiendra : SALUT. Par Arrêt de notre Conseil d'Etat du 2 Août 1748, Nous avons pour les causes contenues en icelui, gardé & maintenu notre amé Louis Arnoult, Epicier-Grossier, Droguiste à Paris, dans la possession où il étoit alors depuis près de cinquante ans, par lui & par le feu sieur Arnoult son pere, de composer, vendre & débiter seul le Remede anti-apoplectique & spécifique contre l'apoplexie, connu sous le nom de *Sachet d'Arnoult ;* & bien informé de la vertu de ce Spécifique, & voulant de plus en plus en favoriſer la diſtribution pour l'avantage & la conſervation de nos Sujets, Nous avons jugé à propos de confirmer de nouveau ledit Louis Arnoult dans l'exercice de ce Privilége. A CES CAUSES, & autres à ce Nous mouvans, de l'avis de notre Conſeil, Nous avons ratifié & confirmé, & par ces Préſentes ſignées de notre main, ratifions & confirmons ledit Arrêt du 2 Août 1748, lequel ſera exécuté ſelon ſa forme & teneur, gardons & maintenons ledit Louis Arnoult dans la libre poſſeſſion de compoſer, vendre & débiter ſeul le Remede anti-apopleƈtique & ſpécifique contre l'apoplexie, & l'autoriſons à faire imprimer, publier & afficher par-tout où bon lui ſemblera, les inſtructions néceſſaires pour l'uſage de ce Remede, & ce nonobſtant tous Edits, Déclarations, Arrêts & Réglemens à ce contraires, auxquels Nous avons dérogé & dérogeons par ces Préſentes. SI VOUS MANDONS que ceſdites Préſentes vous ayez à faire regiſtrer & du contenu en icelles jouir & uſer ledit Louis Arnoult pleinement & paiſiblement, ceſſant & faiſant ceſſer tous troubles & empêchemens, & nonobſtant toutes choſes à ce contraires: CAR tel eſt notre plaiſir; en témoin de quoi Nous avons fait mettre notre ſcel à ceſdites Préſentes. DONNÉ à Verſailles le premier jour du mois de Mars, l'an de grace mil ſept cent ſoixante-douze, & de notre règne le cinquante-ſeptieme. *Signé* LOUIS. *Et plus bas;* Par le Roi, PHELYPEAUX. Et ſcellées du grand Sceau de cire jaune.

Regiſtrées, ce conſentant le Procureur Général du Roi, pour être exécutées ſelon leur forme & teneur ; & jouir par l'Impétrant de l'effet & contenu en icelles, suivant l'Arrêt de ce jour. A Paris, en Parlement, le vingt-huit Août mil sept cent soixante-douze.

Signé VANDIVE.

AVIS.

LE Sieur ARNOULT, seul possesseur du Sachet préservatif contre toute espece d'apoplexie, dont la vertu se confirme tous les jours par de nouveaux succès, certifiés par les plus grands Médecins de l'Europe, avertit le Public qu'inutilement l'on a fait des recherches pour constater un seul accident d'apoplexie arrivé depuis l'année 1700 à une seule personne munie de ce préservatif; (vérité dont le silence de ses adversaires est la meilleure preuve.) Il prévient en même-temps, qu'un succès si constant a engagé nombre de gens, tant à Paris qu'en Province, à le contrefaire ; que l'avidité du gain leur fait donner à bas prix ces faux Sachets imités à l'extérieur, sans se mettre en peine de la vie des Citoyens qu'ils sacrifient à un sordide intérêt; que les personnes de Province qui donnent la commission d'acheter pour leur usage le vrai Remede du Sieur Arnoult, sont en conséquence souvent trompées, parce que leurs Commissionnaires courent au bon marché ; qu'il est arrivé, par cet abus, plusieurs accidens d'apoplexie à ceux qui portoient ces Sachets supposés, & vendus, quoique contrefaits, comme étant sortis de chez le Sieur Arnoult ; que pour obvier à un abus auſſi préjudiciable, le Roi, ſur le rapport de M. Chicoyneau, ſon premier Médecin, a, par un Arrêt de ſon Conſeil d'Etat, défendu à toutes perſonnes, de quelqu'état & qualité qu'elles fuſſent, de contrefaire, vendre ni débiter ledit Remede, à peine de 1000 livres d'amende, & a maintenu le ſieur Arnoult dans le droit de le vendre & de le débiter ſeul ; que par un ſecond Arrêt du Conſeil rendu ſur le rapport de M. de Senac, Conſeiller d'Etat, & premier Médecin du Roi, Sa Majeſté a, depuis, confirmé le précédent ; & qu'elle vient en dernier lieu de donner le Sceau à l'un & à l'autre par des Lettres Patentes, dont le motif eſt que, bien informée de la vertu de ce Spécifique, elle veut de plus en plus en favoriſer la diſtribution pour l'avantage & la conſervation de ſes Sujets. Pour plus de ſûreté encore, & pour mieux remplir les intentions de Sa Majeſté, le Sieur Arnoult déclare qu'il ne commet perſonne, ni à Paris, ni en Province, pour la diſtribution de ſon Remede ; que chacun de ſes Sachets anti-apoplectiques, ſera muni d'un imprimé ſigné & paraphé de ſa main, avec la date du jour où il aura été délivré chez lui ; & que ſans cette ſignature manuſcrite, on ne doit ajouter aucune foi aux Sachets qui ſeroient préſentés comme étant ceux du Sieur Arnoult, rue Quincampoix, à Paris.

DISSERTATION

EN FORME DE LETTRE,

Sur l'effet des Topiques dans les maladies internes, en particulier sur celui du Sieur ARNOULT, *contre l'Apoplexie; écrite par un Médecin de Paris, à un Médecin de Province.*

VOUS n'avez donc plus de foi, Monsieur, au *Sachet anti-apoplectique* du Sr. ARNOULT, depuis que vous avez lû le Journal des Savans du mois d'Août de l'année 1743: Vous ne concevez pas qu'une Compagnie de gens choisis, qui ont l'honneur d'avoir à leur tête le Chef de la Justice, Chef également respectable par l'étendue de ses lumieres & sa parfaite intégrité, puisse avancer des faits sujets à être contredits.

Je partage avec vous, Monsieur, les sentimens de respect & d'estime que vous avez pour le PRÉSIDENT & les AUTEURS du Journal des Savans. J'ai lû, non-seulement le Journal que vous citez, mais encore la Lettre dont on a libéralement distribué des exemplaires, même aux plus inconnus; & cependant je ne suis point revenu de mon erreur, si l'on peut donner ce nom à ma confiance au Sachet du Sieur Arnoult. Je vais vous exposer mes raisons, & je vous en fais le juge.

Le Journal, impartial par institution, semble

encore avoir affecté une impartialité plus exacte en rendant compte de la Lettre anonyme du mois d'Avril précédent. Elle avançoit des faits cette Lettre ; & ces faits n'étoient rien moins qu'indifférents au bien public, puiſque leur certitude ou leur fauſſeté juſtifioit la confiance que tant d'heureux ſuccès ont acquiſe au Sachet, ou en faiſoit toucher au doigt l'inſuffiſance & l'abus. Les Journaliſtes ne pouvoient donc ſe diſpenſer de mettre le Public en état de prendre un parti raiſonnable, dans une queſtion auſſi intéreſſante pour lui ; car trop de funeſtes expériences ont démontré l'erreur où l'on étoit autrefois, qu'il n'y avoit que les perſonnes graſſes, ou celles qui ont le col court, qui fuſſent ſujettes à l'apoplexie. On ne ſait que trop que perſonne n'eſt aſſez fortuné, pour être ſûrement exempt de cette funeſte maladie. Les Journaliſtes ont cité les faits articulés dans la Lettre anonyme ; mais ils ſe ſont bien gardé de les atteſter comme certains : l'amour de la Patrie les obligeoit de parler ; leur état les empêchoit de juger ; ils ont été fidèles à ce double engagement.

Pour nous, Monſieur, qui devons nos ſoins à la conſervation & au rétabliſſement de la ſanté des hommes, nous nous ſommes impoſé d'autres obligations. Nous ne pouvons nous diſpenſer de diſcuter les faits qui conſtatent ou détruiſent l'effet des remedes, ſur-tout de ceux qui ne ſont connus que par leurs opérations, & non par les principes de leurs opérations. Vous faites donc ce que vous devez, en me confiant l'impreſſion que le Journal des Savants a produite ſur votre eſprit : j'ai fait mon devoir en partie, en éclairciſſant les faits qui y ſont allégués ; il ne me reſte qu'à vous faire part de mes découvertes, avec tout la ſincérité qu'exigent le bien de la Société & la confiance dont vous m'honorez.

On fait ſonner bien haut trois attaques d'Apoplexie qu'a eues M. le Comte de Froullay, mort, dit-on, de cette maladie le Sachet au col. Qui ne croiroit, au ton aſſuré que prend l'Anonyme, que c'eſt une vérité inconteſtable ? Il n'y a pourtant rien moins que cela. Trois domeſtiques de ce Seigneur, dont l'un lui étoit attaché depuis quarante ans, un autre depuis trente, & un troiſieme depuis dix, déclarent qu'ils ne l'ont point perdu de vue juſqu'à ſa mort, & qu'il n'a eu aucune attaque d'Apoplexie depuis qu'il a fait uſage du Sachet du Sieur Arnoult. Voici les termes du certificat qu'ils lui ont délivré.

« Nous ſouſſignés, Guiard, Douillet & Bizel, certifions à qui il appartiendra, que moi Guiard, il y a quarante ans que j'ai l'honneur d'être attaché à ſon Excellence Monſeigneur le Comte de Froullay, ci-devant Ambaſſadeur du Roi à Veniſe ; que moi Douillet, j'ai le même honneur depuis trente ans, ainſi que moi Bizel depuis dix ans ; que nous ne l'avons point quitté depuis ce temps juſqu'à ſa mort ; que nous avons une parfaite connoiſſance de deux accidens d'Apoplexie, qui lui ſont arrivés à Veniſe, il y a deux ans & demi, & qu'alors il ne faiſoit point uſage du Sachet du Sieur Arnoult ; que dans le temps, & après ces deux accidens d'Apoplexie, ſon Excellence Monſeignenr le Comte de Foullay écrivit à M. Thirion, Marchand de drap à Paris, & ſon homme de confiance, qui

» lui envoya auſſi-tôt le remede du Sr. Arnoult; » que mondit Seigneur en a fait uſage depuis, & » qu'il eſt très-conſtant que depuis l'uſage qu'il » a fait de ce remede, il ne lui eſt arrivé au- » cun accident d'Apoplexie. Nous croyons de- » voir rendre ce témoignage en conſcience & » en honneur, d'autant plus que le reproche » que l'on a fait au Sieur Arnoult dans le Jour- » nal des Savans du mois d'Août 1743, page » 1529, par forme d'extrait d'une Lettre ano- » nyme, porte préciſément que ſon Excellence » Monſeigneur le Comte de Froullay a eu qua- » tre attaques d'Apoplexie, quoique depuis la » premiere, il ait été bien attentif à porter le » Sachet: ce qui eſt une accuſation des enne- » mis du ſieur Arnoult très-fauſſe & tout à fait » contraire à la vérité: en foi de quoi nous en » donnons la préſente déclaration en notre ame » & conſcience, & telle que nous le ferions en » Juſtice, ſi nous en étions requis: le tout pour » ſervir & valoir ce que de raiſon. A Paris, le » 17 Mars 1744. *Signé*, BIZEL, François » GUIARD, & DOUILLET.

Croyez-vous, Monſieur, que la ſignature de ces trois perſonnes, reconnues par la famille du défunt pour gens d'honneur, & dont la probité eſt atteſtée par leur long attachement à un Seigueur auſſi reſpectable que M. le Comte de Froullay, ne vaille pas bien la dépoſition vague d'un témoin imaginaire, que l'Anonyme n'oſe nommer? Si cette réflexion n'étoit pas au-deſſus de la réplique, on pourroit vous mettre en état d'entendre de leur propre bouche les dépoſitions de ces domeſtiques, confirmées par la famille même, en vous donnant leur adreſſe; mais tout concourt à prouver leur bonne foi.

Ils avancent, comme vous l'avez vu, que M. le Comte de Froullay a écrit à M. Thiriot de lui envoyer le Sachet ; & voici comment ce Négociant s'explique.

» Je, soussigné, déclare avoir pris chez M. » Arnoult, rue des Cinq-Diamans à Paris, plu» sieurs Sachets de son Spécifique contre l'Apo» plexie, pour son Excellence Monseigneur le » Comte de Froullay, ci-devant Ambassadeur » du Roi à Venise, le tout suivant les ordres de » mondit Seigneur, ce que je certifie. A Paris, » ce 18 Mai 1744. *Signé*, THIRIOT.

Enfin le Registre du Sieur Arnoult porte, en date du 12 Août 1741, un Sachet fourni pour M. le Comte de Froullay, lequel Sachet se trouve au compte de M. Thiriot, en date du 8 précédent.

Il résulte de ces preuves que M. Thiriot a été chargé de prendre un Sachet chez le Sieur Arnoult ; qu'il l'a pris, qu'il l'a envoyé, que ce Seigneur l'a porté, & que depuis ce temps il n'a point eu d'attaque d'Apoplexie. Je vous le demande à vous, Monsieur ; ces preuves ne valent-elles pas bien l'autorité d'un témoin que l'Anonyme n'ose nommer ?

Il est également aisé au Sieur Arnoult, de répondre à l'objection tirée de la mort de M. de Beze du Cholet. Les avis ont été partagés sur sa cause. Le sieur Mouton, Chirurgien, assure que sa maladie étoit une Apoplexie ; Messieurs Sylva & Molin, de l'aveu même du sieur Mouton, veulent que ce fût une Epilepsie. A supposer l'égalité de connoissances & de capacité dans ces trois personnes, la raison voudra toujours qu'on se détermine du côté de la pluralité : mais quelque prévenu qu'on soit en faveur du sieur

Mouton, en cas même d'égalité, la présomption seroit en faveur des Médecins qui par état, doivent connoître les signes caractéristiques des maladies. Que sera-ce donc, quand on oppose au sieur Mouton deux personnes aussi célebres que Messieurs Sylva & Molin ?

Mais je vais plus loin ; un coup-d'œil sur les accidens qui ont accompagné la mort de M. du Cholet, va faire connoître, non-seulement à vous, Monsieur, qui êtes du métier, mais à toutes personnes qui raisonnent, que le sieur Mouton est dans l'erreur. Informez-vous à Madame du Cholet, à ceux qui étoient près du défunt, au sieur Mouton lui-même, des accidens de la maladie ; ils vous diront tous, & le sieur Mouton lui-même en est convenu, qu'il y a eu des mouvemens convulsifs, & qu'après la mort il est sorti du sang purulent des narines : or y a-t-il rien de plus opposé à l'Apoplexie, que les mouvemens convulsifs ? L'Apoplexie complette, la seule qui donne la mort, est une abolition totale de tous mouvemens, & des sens internes & externes ; les mouvemens convulsifs sont une augmentation des mouvemens, accompagnée d'un dérangement involontaire. La premiere suppose un affaissement, une compression, un relâchement total du principe des nerfs : les mouvemens convulsifs supposent une irritation des membranes du cerveau, qui fait couler irrégulierement, & avec précipitation, le suc nerveux dans les parties. Y a-t-il rien de plus opposé que les causes & les accidens de ces deux maladies ?

Il ne reste de ressource à ceux qui prétendent que Monsieur de Cholet est mort d'Apoplexie, que de dire que la maladie, originairement épileptique, a dégénéré en une Apoplexie, qui a causé la mort au malade.

Ce faux-fuyant ne seroit pas mauvais, & marqueroit des gens qui savent se retourner. Vous savez mieux que moi, Monsieur, que plusieurs maladies se terminent par une Apoplexie mortelle, & que l'Epilepsie est une de celles qui exposent à ce tragique dénouement. Mais quel avantage pourroit tirer l'Anonyme de ce tour de souplesse ? Le remede du sieur Arnoult prévient ou guérit l'Apoplexie idiopathique, ou essentielle, en entretenant dans le sang la fluidité qui facilite sa circulation dans les plus petits vaisseaux, & prévient par conséquent l'engorgement de ces mêmes vaisseaux, qui produit la compression du cerveau, & l'épanchement des sérosités qui en est la suite. Mais toutes les maladies ne sont pas produites par ces deux causes; le remède du sieur Arnoult n'est donc pas propre à les guérir; & lui reprocher la mort de M. du Choiet, c'est lui reprocher de n'avoir pas un remède universel. Le sieur Arnoult convient que ce reproche est très-bien fondé; mais il n'a garde de décrier un bon remède, en l'annonçant comme propre à guérir toutes les maladies : il lui suffit qu'il guérisse & prévienne l'Apoplexie ; c'en est assez pour satisfaire son ambition. Il laisse aux Alchymistes la chimère de la Médecine universelle. En un mot, il n'est pas plus raisonnable de vouloir que le remède du sieur Arnoult guérisse, ou prévienne l'Apoplexie sympromatique, ou celle qui succede à quelque maladie, que de vouloir qu'il empêche la mort de ceux qui auroient eu de fortes commotions au cerveau, ou qui se seroient pendus, ou noyés, avec le Sachet au col, lesquels meurent tous d'Apoplexie, comme vous le savez, Monsieur, & comme tous les Physiciens en conviennent.

Il n'y a pas d'apparence qu'il vous reste à présent le moindre scrupule sur la mort de M. de Froullay, ni sur celle de M. du Cholet. Passons aux deux autres exemples, cités par l'Anonyme. Il est si peu instruit des faits, que son autorité ne mérite pas la moindre attention : c'est ce qu'il est aisé de prouver. Je vous ai fait voir plus haut que M. le Comte de Froullay n'avoit eu aucune atteinte d'Apoplexie depuis qu'il avoit porté le Sachet ; que Monsieur du Cholet n'en étoit pas mort, ou du moins que ce ne seroit que d'une Apoplexie symptomatique, contre laquelle le sieur Arnoult ne prétend pas plus que son remede puisse être employé, que contre la maladie dont elle a pu être la suite. Après que l'Anonyme est convaincu de fausseté dans un des faits pour le moins ; & dans un autre, de précipitation aussi pour le moins, quelle foi peut-on avoir à ce qu'il avance d'ailleurs ? Mais il est encore aisé de vous prouver que l'Anonyme n'étoit pas mieux au fait de ce qui concerne M. de Blagny, & M. Habert. Il ne sait pas lui-même si l'un & l'autre ont eu plusieurs attaques d'Apoplexie, ou une seule. *Monsieur de Blagny*, dit-il, *& Monsieur Habert, ont eu au moins chacun un accident.* Est-ce donc sur des inductions tirées d'un principe, peut-être faux, qu'on asseoit son jugement ? il faudroit, pour que celui de l'Anonyme fût de quelque poids, qu'il eût établi les symptômes de la maladie de ces Messieurs ; qu'il eût fait voir par ſon hiſtoire, bien atteſtée par ceux qui les ont traités malades, non-ſeulement que leurs maladies étoient apoplectiques, mais eſſentiellement telles; il faudroit au moins qu'il parlât *de viſu*, & non ſur des bruits de ville, ſur des oui-dires de gens qui prendront une affection ſoporeuſe en général pour une apoplexie, & qui ne ſont point aſſez habiles pour diſtinguer l'eſſentielle de la ſymptomatique; ou pour le moins enfin, il faudroit qu'il pût dire quelque choſe de précis.

Mais comment l'Anonyme qui demeure à Paris, pourroit-il être inſtruit des circonſtances de la maladie de M. Habert, mort Curé de Remagny, près de Fougeres en Bretagne? Je veux que ce ſoit de ſon frere, Apothicaire à Paris, qu'il tienne ce fait; quelle certitude en a le frere, que quelques lettres écrites dans le goût de toutes celles qui le ſont en pareil cas; c'eſt un ami qui écrit pour donner avis d'une ſucceſſion à recueillir, & qui ne pouvant ſe diſpenſer de dire le genre de la mort, parle d'après le jugement d'un Chirurgien de village, dont toute la capacité ſe borne le plus ſouvent à ſavoir raſer & à faire une ſaignée. Voilà ſans doute une autorité bien grave, & bien capable de balancer une foule de Certificats reſpectables, & favorables au Sachet; Certificats délivrés par des perſonnes du métier, & par des perſonnes diſtinguées dans l'Egliſe & dans la Robe, tels que le feu Cardinal de Polignac, qui a fait l'éloge de ce remede en pleine Académie, après y avoir cité douze Seigneurs de ſes parents & amis, qu'il a certifié être guéris d'Apoplexie avec l'uſage de ce même remede; Monſeigneur le Duc de Gêvres,

Gouverneur de Paris; M. Mérault, Conseiller d'Etat, ci-devant Procureur Général du Grand-Conseil; M. l'Abbé Franquiny, ci-devant Envoyé de Florence : tels que Messieurs Garnier, Médecin de la Faculté de Paris, aujourd'hui premier Médecin du Roi à la Martinique; Mauran, Médecin à Bergerac, le Mercier, Médecin des Hôpitaux militaires; Wolter, premier Médecin de l'Empereur Charles VI; Gaulard, Médecin ordinaire du Roi; Silva, Médecin consultant du Roi; Santeuil, Docteur-Régent de la Faculté de Paris; Larchevêque, Médecin de Rouen, & de la Faculté de Paris; Dionis, Fourneau & Besnier, Docteurs Régents de la Faculté de Médecine de Paris; le Comte, Médecin à Rethel-Mazarin; Lacroix, Médecin à Bailleul en Flandres; Fêls, Médecin & Bourguemestre de la ville de Schelestat; Desruelles, Médecin de la ville de Mons; Fourcheuil, Médecin à Bagnols, Bas-Languedoc; Tuyard, Médecin à Sens; Desjours, Février, Dubertran, Chirurgiens-Jurés à Paris; Desport, Chirurgien ordinaire de la Reine; Desormeaux, Chirurgien de Blois; & une infinité d'autres certificats, que vous avez lus dans les Ouvrages périodiques, & dont on est en état de représenter les originaux. On trouvera ci-après ces certificats & les lettres.

Il y a plus : l'Anonyme dit affirmativement que c'étoit le Sachet du sieur Arnoult qu'avoient au col Messieurs Habert & de Blagny, lorsqu'ils sont morts. Quelle preuve a-t-il de ces vérités? des oui-dires. Car, qui est ce qui ne se mêle pas de contrefaire le Sachet du sieur Arnoult? Il est en état de représenter des preuves incontestables, que des Médecins mêmes, qui feroient fâchés qu'on ne crût pas leur nom célebre, en ont envoyé de leur façon en Province, comme fi c'étoit celui du fieur Arnoult ; foit qu'ils vouluffent effayer l'effet de quelque compofition qu'ils foupçonnoient être celle du dernier, ou qu'ils vouluffent décrier la fienne, en lui attribuant l'inefficacité de celles qu'ils avoient imaginées. Et c'eft pour prévenir le Public contre ces infidélités dangereufes, qui tendent à faire perdre la confiance en un remede utile, que le fieur Arnoult ne fe laffe point de répéter qu'il ne fait diftribuer fon remede par perfonne, & qu'il ne le donne jamais qu'accompagné d'un Imprimé figné de fa main. Mais voici ce qu'il oppofe à des oui-dires. Vous favez, Monfieur, qu'il tient un regiftre exact des noms, qualités & demeures de tous ceux à qui il fournit fon Sachet : or, il offre de prouver, par la communication de fon regiftre, que les noms de ces Meffieurs ne s'y trouvent pas : peut-on raifonnablement fuppofer qu'il ait eu l'efprit de prophétie, & qu'il n'ait pas enregiftré ces deux perfonnes dans la crainte de décréditer fon remede.

Mais je veux encore que ces Meffieurs foient morts apoplectiques ; fera-ce la faute du Sachet ou la leur ? Vous ne croyez pas fans doute que le Sachet ait une vertu furnaturelle ; & quel eft l'agent phyfique dont on ne puiffe empêcher l'opération, fi l'on y met des obftacles invincibles ? L'on empêche bien l'action du feu fur la main, par le moyen de quelque compofition ; du feu, dis-je, cet agent le plus puiffant de la nature, cet agent deftructeur par excellence. Si le mauvais régime, les paffions de l'ame, l'intempérie de l'air, ou tant d'autres caufes, qu'il eſt inutile de vous détailler, ſurmontent l'efficacité du Sachet, ſera-ce ſa faute ? Eſt-il raiſonnable d'en attendre des miracles ? Ce ſeroit donc un ridicule parfait dans ceux qui en font uſage, de s'imaginer qu'ils peuvent ſe livrer à toutes ſortes d'excès : ils ſeroient les dupes d'une confiance ſuperſtitieuſe ; & leur conduite ſerviroit de bouclier au ſieur Arnoult, pour repouſſer les traits qu'on s'efferceroit de lancer contre ſon remede. Les excès & les autres cauſes que je viens d'indiquer, ſont des poiſons, ſouvent très-actifs, au jugement de nos meilleurs Auteurs, pour les perſonnes les mieux conſtituées ; à quoi donc ne doivent pas s'attendre ceux qui ſont attaqués d'une mauvaiſe diſpoſition habituelle, qui les met dans le cas d'une mort prochaine & ſubite, quand elle ſe réduit à l'acte ?

Il pourroit encore ſe faire, indépendamment de toutes ces cauſes, que le Sachet n'eût point prévenu les attaques de ces Meſſieurs ; & qu'il ne prévînt pas celles de bien d'autres. Le ſieur Arnoult ne répond de ſon remede, au plus, que pendant un an. Il y a même des ſujets où ſa vertu eſt épuiſée beaucoup plutôt, ce qui ſe connoît à la molleſſe du Sachet. A-t-on quelque reproche à faire au ſieur Arnoult, quand ſon Sachet ſe trouve réduit à la ſimple enveloppe, ou au plus aux parties les plus groſſieres, & qui ſont totalement épuiſées de leurs particules actives, deſquelles ſeules dépendent les bons effets du remede ? C'eſt pourtant une erreur, dans laquelle tombent ſouvent ceux qui font uſage du Sachet, que d'en changer trop rarement. Autant vaudroit en diſcontinuer entiérement l'uſage.

Cependant on va voir, par plusieurs faits authentiques, les dangers auxquels on s'expose par cette discontinuation. Le déchaînement de quelques adversaires du sieur Arnoult l'a plus d'une fois obligé de publier des événements, que la crainte de fatiguer le public l'engageoit à retenir dans l'obscurité : l'injustice tombe souvent dans le piége qu'elle avoit tendu. C'est une vérité que confirmeroit, en cas de besoin, l'argument qu'on tire contre le Sachet, de la mort du célebre Rousseau, arrivée à Bruxelles à la suite d'une attaque d'Apoplexie. On ne conteste pas le fait ; on convient même que ce grand Poëte faisoit habituellement usage du Sachet : mais pour faire voir si l'on peut conclure de cet événement quelque chose de défavorable au Sachet, il n'y a qu'à jetter les yeux sur un certificat légalisé par les Bourgemestres & Echevins de Bruxelles ; on verra tout au contraire que rien ne prouve mieux l'efficace du remede anti-apoplectique, & que c'est un nouveau triomphe, auquel le sieur Arnoult n'est néanmoins sensible, qu'autant qu'il peut servir à redoubler la juste confiance que tant d'honnêtes gens ont pour son remede.

Ce certificat rend témoignage que le fameux Rousseau eut, en 1737, une attaque d'Apopléxie considérable ; qu'on lui fit faire usage du remede du sieur Arnoult ; que la grande confiance qu'il avoit en ce remede, l'engagea à en changer souvent pendant plus de quatre ans, sans qu'il lui soit arrivé d'accident ; que s'étant trouvé huit jours au dépourvu, son Sachet étant vuide, il lui étoit arrivé une rechûte, qu'ayant reporté l'espace de trois ans très-fidélement ce remede, il ne lui étoit arrivé aucun symptôme ;

mais qu'à son dernier voyage de Hollande; ayant remarqué en revenant, qu'il n'y avoit plus rien dans le Sachet qu'il portoit, il le quitta, & remit à son arrivée à Bruxelles à en faire venir un autre de Paris; que quatre jours après, il avoit eu une nouvelle attaque d'Apoplexie, dont il étoit mort.

Feu M. Herault, Conseiller d'Etat, Lieutenant général de Police, attesta à feu S. E. Mgr. le Cardinal de Fleury, premier Ministre, en présence de plusieurs Seigneurs de la Cour, que quatre de ses parents & amis étoient tombés en Apoplexie; que pendant dix ans qu'ils avoient fait un usage exact du remede du sieur Arnoult, il ne leur étoit arrivé aucune rechûte; qu'au bout de ce temps, se croyant guéris, ils négligerent de porter le remede, & retomberent en Apoplexie; qu'ils recoururent au même remede, avec grande attention de le renouveller fréquemment, & que depuis plus de huit années qu'ils le portoient exactement, ils n'avoient eu aucune rechûte.

M. Dionis, Docteur-Régent de la Faculté de Médecine de Paris, atteste que M. Dionis, oncle de Madame son épouse, étant tombé en Apoplexie à Moulins, il lui envoya le remede du sieur Arnoult, dont il a fait un usage très-exact, sans aucune rechûte, & jouissant d'une santé parfaite; mais qu'au mois de Mars 1752, l'ayant sollicité, lui & sa niece de prendre un nouveau Sachet, attendu qu'il y avoit plus d'un an qu'il portoit le sien, & qu'il étoit entiérement vuide & mol, il le quitta, le regardant comme inutile alors; que sa niece, à qui il avoit donné la commission de lui en avoir un nouveau, l'ayant négligé l'espace de cinq jours, il avoit eu une rechûte, dont il étoit mort. M. Dionis ajoute qu'il trouve ce fait d'autant plus important, qu'il sert à prouver combien il est essentiel de ne jamais discontinuer l'usage du remede du sieur Arnoult, Droguiste, seul possesseur de ce précieux spécifique.

M. Besnier, autre Médecin de la Faculté de Paris, beau-frere du défunt, a certifié les faits ci-dessus.

M. Duval, Négociant à Paris, atteste que Madame sa mere a eu pendant plusieurs années plusieurs attaques d'Apoplexie; que depuis plus de cinq ans qu'elle porte le remede de M. Arnoult, il ne lui est arrivé aucune rechûte; qu'il y a environ un an, son Sachet se trouvant usé & vuide, on s'apperçut de quelques symptômes, avant-coureurs d'une nouvelle rechûte, ce qui décida à prendre un nouveau Sachet, qui produisit l'effet qu'on en attendoit; cette Dame s'étant trouvée depuis libre à tous égards & guérie parfaitement.

M. Lecomte, Médecin à Rethel-Mazarin, marque par sa Lettre du 20 Avril 1753, que pendant six ans que le Prieur de Novi, Bénédictin, a fait usage du remede de M. Arnoult, il ne lui est arrivé aucun accident d'Apoplexie; qu'ayant négligé de le renouveller, il vient d'essuyer une violente attaque, pourquoi il prie M. Arnoult de lui envoyer promptement trois Sachets; le premier pour le Prieur de Novi, le deuxieme pour son Procureur, & le troisieme pour lui-même.

Monsieur Camusat, de Troies en Champagne, par sa Lettre du 4 Janvier 1751, écrite à M. Poullain, Commis à la Poste, s'explique ainsi: Envoyez-moi, sans perdre de temps, un Sachet anti-apoplectique de M. Arnoult pour un de mes amis, qui, pour avoir perdu celui dont il faisoit usage, eut hier une attaque d'Apoplexie très-violente. Il attend ce remede avec toute l'impatience d'un homme, qui, après l'expérience qu'il en a faite, y a mis toute sa confiance.

C'est une mauvaise plaisanterie qu'on fait contre le Sachet dans la Lettre anonyme, que de dire que, de l'aveu de tout le monde, il ne peut faire aucun mal. On sent assez que l'intention de l'Auteur n'est pas de le faire regarder comme une chose absolument indifférente, uniquement propre à tranquilliser l'imagination, comme tant d'autres amulettes vantés par la superstition de nos peres, mais de prouver qu'il est absurde de se reposer de la conservation de sa vie sur un mêlange, qui, dénué de toute vertu, ne peut faire ni mal ni bien.

Par quel hasard heureux est-il donc arrivé depuis l'an 1700, que tant de personnes atteintes plusieurs fois d'Apoplexie avant que de porter le Sachet, en aient été garanties depuis qu'elles ont fait l'épreuve de ce remede? Je renvoie aux ouvrages périodiques, ceux qui ne craignent pas d'être accablés par le nombre de témoins de tous états & de toutes conditions, qui s'accordent sur ce point; & je me contenterai de vous faire part de quelques témoignages, qui n'ont point encore été rendus publics.

Monsieur le Marquis de Colombet, Mestre de Camp de Cavalerie, & Chambellan de feu Son Altesse Royale M. le Duc de Berry, a déclaré par un Certificat, que dans le mois de

Février 1742, il eut une cruelle attaque d'Apoplexie ; que le lendemain on lui mit un des Sachets du ſieur Arnoult, Marchand Droguiſte à Paris ; que depuis il a été de mieux en mieux, & que depuis près de deux ans & demi qu'il le portoit exactement, il ne lui étoit arrivé aucune rechûte.

M. Biſſon de Gaillon, par ſa Lettre du 6 Avril 1744, marque que M. de Montmartin, Gentilhomme âgé de quatre-vingt-deux ans, étant tombé en Apoplexie, avec perte de connoiſſance pendant ſix heures, il lui porta promptement un des Sachets du ſieur Arnoult, qui lui rendit la connoiſſance, & le rétablit ſi parfaitement, que le lendemain il vint remercier ſon libérarateur à pied, de près d'une demie-lieue.

Le Révérend Pere Boullay, ancien Prieur des Freres Prêcheurs d'Amiens, certifie que le Pere Pierre du Bruc, Religieux du même Couvent, n'a eu aucune rechûte d'Apoplexie depuis plus de ſix ans qu'il fait uſage du remede du ſieur Arnoult ; quoiqu'avant l'uſage de ce remede, il en ait eu trois attaques conſécutives à peu de diſtance l'une de l'autre.

M. Pelletier, Bourgeois de Senlis, certifie que ſa femme a eſſuyé pluſieurs accidens d'Apoplexie pendant deux ans, & que depuis neuf ans qu'elle fait uſage de ce remede, il ne lui eſt arrivé aucune rechûte.

Monſieur le Marquis du Châtelet de Courcelles, Chevalier d'honneur au Conſeil Souverain de Haynault, atteſte par ſa Lettre du 15 Août 1744, que M. Boullaud, ſon beau-pere, & Préſident au Bureau des Finances à Lille, ayant eu, dans le cours de 1739, une furieuſe attaque d'Apoplexie qui lui fit perdre le ſentiment, & la vue du côté gauche, il lui procura le même remede, dont il a fait exactement uſage, ſans qu'il ait reſſenti depuis la moindre attaque de cette maladie, quoiqu'âgé de 77 ans.

Monſieur Gibert, Monſieur Laigle, Prieur du Mont-de-Piété, de la ville de Mons, Monſieur Fauconnier, Grand Bailli de Dunkerque, & Monſieur le Chevalier de Champigny, rendent de pareils témoignages des vertus de ce Spécifique.

Monſieur Deſport, Chirurgien de la Reine, atteſte, par ſon certificat du 21 Juin 1750, que ſon frere, Gardien des Cordeliers d'Exideuil en Périgord, étant depuis fort longtemps ſujet à des vapeurs & à un engourdiſſement dans toutes les parties du corps, ce qui lui arrivoit après tous les repas; depuis ſept mois qu'il porte le Spécifique du ſieur Arnoult contre l'Apoplexie, il ne s'eſt plus reſſenti de ces mêmes accidens; que ſon Sachet étant preſque vuide, & connoiſſant l'utilité qu'il en a retirée, il a pris le parti d'en redemander un autre.

Monſieur le Baron de Mitternich, Archidiacre de la Métropolitaine de Treves, & Chanoine Capitulaire de Mayence, certifie que le Spécifique du ſieur Arnoult a fait tout l'effet deſiré ſur une perſonne attaquée de vertiges.

LETTRE de M. l'Abbé-Prince de Saint-Hubert, 21 Novembre 1749, écrite à M. Durand, Avocat, demeurant chez Madame de Maupeou, mere de M. le Premier Président.

» Monsieur, j'ai reçu les deux Sachets d'Ar-
» noult, avec la lettre que vous m'avez fait
» l'honneur de m'écrire du 14. Vous pouvez
» m'envoyer les quatre autres Sachets dans
» deux envelopes, par la poste. Des gens de
» considération de ce pays m'en demandent,
» parce qu'ils ont vu l'effet de celui que j'avois,
» lorsque j'ai été attaqué d'Apoplexie. J'avois
» tout le corps tourné du côté gauche; en cinq
» heures de temps je me suis trouvé droit à
» l'ordinaire, après qu'on eut pendu à mon col
» le Sachet d'Arnoult. Je suis, avec un parfait
» dévouement, votre très-humble & très-obéis-
» sant serviteur. *Signé*, l'Abbé DE SAINT-
» HUBERT. «

A Bar, ce 21 Novembre 1749.

Madame Molé, Marquise de Lenoncourt, atteste que Mademoiselle d'Arnolet tomba, il y a cinq ans, en Apoplexie & paralysie sur toute la moitié du corps, ce qui la privoit de l'usage de ses membres, de façon qu'on étoit obligé de la porter; qu'ayant fait inutilement tous les remedes les plus urgents, M. le Marquis de Lenoncourt lui donna le remede du sieur Arnoult, Droguiste; que depuis l'usage qu'elle a fait de ce remede, elle a acquis entiérement la liberté de tous ses membres paralysés, au point qu'elle marche sans aucun secours, comme avant son accident, & que depuis cinq ans qu'elle porte toujours ce remede, elle n'a eu aucune rechûte.

Je soussigné, Chanoine de l'Eglise Cathédrale de Notre-Dame de Boulogne, Prieur & Seigneur de Saint-Pierre de Bredom en Auvergne, certifie à tous qu'il appartiendra, que le sieur Clément, Maître d'Ecole de la haute ville dudit Boulogne sur mer, étant tombé en Apoplexie majeure, avec paralysie déclarée sur la moitié du corps, compris la tête & la langue, dont il ne put se servir, ledit accident arrivé le jeudi saint 26 Mars de la présente année, & ledit sieur Clément, âgé de 75 ans, faute d'avoir un Sachet du sieur Arnoult, resta six jours en cet état en son lit sans pouvoir rien articuler; mais qu'à l'arrivée dudit Sachet, envoyé à la recommandation de M. l'Abbé de Montgazin, Chanoine Théologal & Vicaire Général, aussi-tôt ledit Sachet apposé sur le creux de l'estomach du malade immobile, il reprit ses sens en peu de temps, puis parla en faisant l'éloge du Sachet, & trois jours après il vint à l'Eglise faire ses Pâques, & son Ecole, sans aucun ressentiment de paralysie, ni d'engourdissement. Ce fait est arrivé au vu & su de tout le monde, & le soussigné a été témoin oculaire, dont certificat donné pour véritable, A Paris, le 15 Mai 1750.

Signé, TURODIN.

Copie de la LETTRE *de M. de Bresme, Lieutenant Général & Civil à Calais, en date du 12 Juillet 1750.*

Vous pouvez, Monsieur, me mettre au nombre des Panégyristes de votre Sachet. A l'âge de 63 ans, je suis devenu sujet à des étourdissements si fréquents & si violents, qu'ils me rendoient

rendoient incapable d'aucun travail, & même de toute promenade. Au mois de Septembre 1741, je priai un de mes amis, M. Maréchal, Marchand de soie, encore vivant, au bas de la rue Saint-Jacques, de m'envoyer promptement deux de vos Sachets. Depuis ce temps-là, j'en ai fait venir d'autres par amis passant par Paris, & je ne me suis senti de vertiges, depuis neuf ans, que lorsque les Sachets sont devenus tous plats & usés. C'est un témoignage que je dois à la vérité. Je suis, &c. votre très-humble & très-obéissant serviteur.

Signé, DE BRESME.

Messieurs Thomas, freres, Négocians à Tours, par leur Lettre du 20 Août 1751, écrite à M. Bethemont, Marchand, rue Troussevache à Paris, s'expliquent ainsi :

Je suis chargé, de mon frere, qui est à la campagne, de vous prier de lui envoyer un Sachet de M. Arnoult, à qui vous pouvez dire que nouvellement j'ai vu les effets de son Spécifique dans la personne d'un de mes voisins, qui a été attaqué d'une Apoplexie des plus considérables. Il a été cinq jours sans remuer ni parler, tous remedes étant inutiles. Alors je lui fis appliquer un de ces Sachets, que j'avois ; il va à présent au mieux, & monte à cheval.

M. Torsink, Maître des Postes à Bois-le-Duc au Brabant Hollandois, atteste que son frere, Receveur des Domaines du Prince Stadhouder, eut, il y a trois ans, une rude attaque d'Apoplexie, dont il s'est, graces à Dieu, rétabli avec le remede du sieur Arnoult, sans aucune rechûte depuis.

Je soussigné, Docteur en Médecine, & Médecin de la ville de Sens, certifie avoir vu Marie Joyneau, fille de M. Joyneau, Charpentier dans ladite ville de Sens, pendant un accident d'Apoplexie, suivi d'une paralysie sur tout le côté droit; que malgré tous les remedes que j'ai pu lui faire, il ne m'a pas été possible de guérir sa paralysie, qui lui est restée l'espace d'une année; qu'au bout de ce temps, je lui conseillai moi-même l'usage du remede de M. Arnoult, Droguiste à Paris, qui le lui envoya charitablement sur mon Certificat; qu'au bout de trois semaines qu'elle en eut fait usage, elle se trouva si bien de son côté paralysé, qu'elle en avoit un aussi libre usage que de l'autre, ce qui me frappa beaucoup. Il est encore constant que depuis trois ans que Monsieur Arnoult a la charité de lui renouveller ce remède, il ne lui est arrivé aucune rechûte d'Apoplexie, ce que je certifie véritable. Fait à Sens, ce 30 Novembre 1749.

Signé, TUYARD, Médecin.

M. Jacques de Vett, Prêtre à Anvers, par sa Lettre du 9 Mai 1752, s'explique ainsi: « Mon » cher pere, se portant aussi bien qu'on le puis» se désirer, a besoin d'un de vos admirables » Spécifiques, auxquels je dois, après Dieu, » sa vie qui m'est si précieuse; car depuis que » nous lui avons appliqué votre remede, dont » je ne sçaurois assez estimer les vertus, mon » pere n'a eu aucune attaque d'Apoplexie, » quoiqu'il en eût été attaqué trois fois dans » l'espace de quarante jours, avant qu'il por» tât votre excellent remède. Nos amis en au» ront incessamment besoin, pour se garantir » de cette terrible maladie. Pour moi, je vous

» prie de me l'envoyer au plutôt, & je suis, »

Signé, JACQUES DE VETT.

Je soussigné, Nicolas Maillard, Receveur des Prêtres Chartreux, de la Chartreuse de Gaillon, certifie que j'ai eu une attaque d'Apoplexie avec de grands étourdissemens & de grands maux de tête en 1742, ce qui m'allarma beaucoup; mais ce qui fut plus fâcheux, c'est que j'eus une seconde attaque, avec de plus grands étourdissemens & des maux de tête affreux. Tous les remèdes, saignées & purgatifs, ne me procurerent aucun soulagement: j'étois dans un état pitoyable, presque résolu à quitter ma ferme, lorsque Dom Marc Thierry, Procureur de la Chartreuse, eut la bonté de me faire venir deux Sachets de M. Arnoult. J'avois peine à me résoudre à en faire usage, lorsque Dom Procureur m'en mit un lui-même au col. Dès le lendemain, je me trouvai soulagé de mes maux de tête, sans en avoir rien ressenti depuis. Le premier Sachet fut bientôt épuisé; je mis le second, après lequel j'en fis venir deux autres pour un nommé Remy, Laboureur, attaqué de la même maladie. Enfin, je suis obligé de reconnoître que le Sachet m'a fait tout le bien que j'en pouvois espérer, aussi bien qu'au nommé Remy; c'est ce que je signe avec plaisir, en assurant que peut-être, sans le Sachet, je ne serois plus de ce monde. Dom Thierry, Procureur de la Chartreuse de Gaillon, atteste les faits ci-dessus. A la Chartreuse de Gaillon, le 6 Avril 1754.

Signé, MAILLARD, Fermier.

Monſieur Roſigny de Carcaſſonne, par ſa Lettre du 26 Septembre 1753, marque qu'une Dame de ſa ville étoit tombée en Apoplexie, & que la paralyſie s'étoit formée ; qu'ayant fait venir un Sachet du ſieur Arnoult, & l'ayant mis au col de cette Dame, le troiſieme jour elle remua ſes membres paralyſés, & que peu de temps après elle s'eſt ſervi du bras & de la jambe paralyſés, comme avant ſon accident.

Madame Duhamel, Marchande Lingere, rue Saint-Honoré, certifie qu'elle eut, il y a vingt ans, une attaque d'Apoplexie ſuivie de paralyſie, la bouche tournée, un œil fixe & ſans aucun mouvement ; que les fréquentes ſaignées & tous les remedes qu'on lui fit pendant deux ans furent ſans ſuccès ni guériſon ; qu'ayant fait uſage du remède de M. Arnoult, ſa paralyſie s'eſt totalement diſſipée ; & que depuis plus de dix-huit ans qu'elle a grande attention de renouveller le Sachet du ſieur Arnoult, il ne lui eſt arrivé aucune rechûte d'Apoplexie. Ce certificat eſt du 20 Mai 1754.

Signé, PION DUHAMEL.

Autre LETTRE *de M. Jacques de Vett, Prêtre à Anvers, du 5 Octobre 1753.*

Je ſerai charmé de voir ma Lettre miſe dans l'Ouvrage que vous me marquez, lequel je trouverai en ſon temps chez un Libraire ici, qui débite tous ce que l'on imprime à Paris. Je ne doute pas que tous ceux qui liront ma Lettre, ne ſoient, par un témoignage auſſi authentique que véritable, entierement convaincus de la vérité y contenue, comme auſſi de l'efficace tout-à-fait merveilleuſe de votre incomparable Spécifique, lequel je vous prie d'envoyer inceſſamment à notre très-cher ami M. Louis Michielſens, dont je vous tiendrai compte. Il y a encore quelques-uns de nos amis qui ſont à la veille de vous en demander, car je vous prie d'être aſſuré que je fais tout ce que je puis pour faire connoître un remède auſſi précieux, contre une maladie que je mets au rang des plus déplorables du monde.

Signé, JAC. DE VETT, Prêtre.

Je vous ai dit ci-devant, Monſieur, que vous verriez aiſément à la lecture du Certificat de M. Deſport, pourquoi je le donne par préférence à d'autres; c'eſt qu'il confirme une vérité atteſtée dans pluſieurs autres Certificats, que le Sachet anti-apoplectique eſt également bon contre les vapeurs & les étourdiſſemens. Il étoit intéreſſant que cette vérité fût conſtatée par des gens du métier.

Voici donc, me direz-vous peut-être, une nouvelle propriété que le ſieur Arnoult donne à ſon Sachet; lui, que vous diſiez précédemment n'avoir point l'ambition d'étendre ſes vertus au-delà de l'Apoplexie.

Mais il eſt aiſé de répondre à cette objection. Les vapeurs & les étourdiſſemens ſont des avant-coureurs de l'Apoplexie, des diſpoſitions prochaines à cette maladie : il eſt donc intéreſſant que le Public ſçache où il peut trouver le remède à ces accidents, & qu'il ſoit informé que ces accidens ſont des avertiſſemens de ſe tenir ſur ſes gardes; car le ſieur Arnoult ne faiſant diſtribuer ſon remède par perſonne, on n'eſt pas toujours à portée de l'avoir dans le moment de l'attaque, attaque quelquefois aussi violente, qu'elle est funeste.

Pour ne point interrompre trop long-temps le fil de ma Lettre, je renvoie à la fin celles de MM. Lecomte, de Lacroix, Fels, & celle de M. le Mercier, Médecins. Je me contente de vous prévenir que vous y verrez des conversions, qui ne peuvent manquer de faire beaucoup d'impression sur vous, si vous avez besoin de ces exemples, & sur toutes les personnes qui n'ont point décidé qu'elles ne jugeroient du Sachet qu'avec partialité.

Je vous demande à présent, Monsieur, que pensez vous de ces nouvelles autorités ? Les témoins que je vous cite ne sont point pris aux coins des rues, pour me servir d'une expression populaire; vous pouvez les consulter, je vous y exhorte, je vous le conseille : il faut en croire les certificats que le sieur Arnoult offre de représenter, ou le couvrir de la confusion qu'il mérite, s'il compromet des personnes telles que celles que je viens de citer. Vous venez de voir des faits victorieux contre l'Anonyme : voici les raisons qui ne sont pas d'un moindre poids.

Il dit que le Sachet est dénué de toute vertu. Quelle preuve en a-t-il ? sçait-il de quoi ce remède est composé ? connoît-il le dégré d'énergie des ingrédiens qui y entrent ? Non. C'est un mystere pour lui, comme pour moi, qui m'en déclare le partisan ; avec cette différence que mille expériences m'autorisent à prendre le parti du remède, & que mille expériences condamnent le jugement désavantageux qu'il en porte.

L'Anonyme, que son style fait assez connoître pour un homme du métier, n'a garde d'attaquer le Sachet du côté que les gens du monde regardent comme le plus foible. Il sait à merveille que les Topiques agissent puissamment sur l'intérieur du corps. Le poison de la rage, suivant Fracastor, pénetre par les pores de la peau, sans qu'il y ait la moindre égratignure. La même vérité est attestée par des observations terribles, rapportées dans un des derniers Journaux de Verdun. Ce que les Voyageurs racontent du Mancenillier démontre la même vérité. Combien de tours de souplesse, attribués autrefois à la magie, ne doivent leurs prodiges qu'aux émanations corpusculaires & insensibles, qui produisent des effets constans & invariables dans leur sphere d'activité! Combien les Auteurs les plus dignes de foi n'ont-ils pas observé d'exemples de sympathie & d'antipathie, attribués par l'ancienne Ecole à des causes occultes, & par les Physiciens modernes à la disposition d'une transpiration qui se fait de tous les corps! Combien n'en observe-t-on pas tous les jours, pour peu qu'on y fasse attention! Et, pour nous rapprocher de notre objet, combien le Chevalier Digby, Boyle, & tant d'autres, n'ont-ils pas rapporté de cures magnétiques, ou analogues à celles-là! M. Boyle, le restaurateur de la vraie Physique, ordonne, pour guérir la crampe, de remplir de poudre de racines de Méchoacan, une petite bourse ou sachet, fait de damas ou d'autres étoffes légeres, grand d'environ trois pouces en quarré, & de le porter pendu au col avec un cordon, ensorte qu'il descende au creux de l'estomach, & qu'il touche immédiatement la peau. *Dict. Botan. & Pharmaceut.*

Voilà bien le Sachet du ſieur Arnoult, ſi l'on change la compoſition, l'effet & l'objet. L'attention recommandée par l'un & l'autre Auteur, de porter cet amulette ſuſpendu au col dans une étoffe légere & poreuſe, & de le faire deſcendre au creux de l'eſtomach, ne vous paroît pas ſans doute inutile, Monſieur, à vous qui ſçavez combien il y a peu de diſtance entre le fond de l'eſtomach & le remede appliqué ſur la peau qui le recouvre; que ce viſcere, preſque tout nerveux, a des communications ſi étroites avec toutes les parties du corps, que Van-Helmont n'a fait aucune difficulté de le regarder comme le ſiege de l'ame ſenſitive; que les émanations des remedes pénétrans y parviennent très-aiſément, & rétabliſſent promptement la circulation interrompue dans les défaillances, comme l'application des liqueurs ſpiritueuſes le prouve évidemment; ſans doute, parce que leurs parties volatiles s'inſinuent dans le ſang, dont ce viſcere eſt arroſé, & rendent aux nerfs la tenſion qu'ils avoient perdue. Il n'y a donc rien de ridicule, ni dans le moyen de faire paſſer dans le ſang la vertu du remede du ſieur Arnoult, ni dans l'application des Topiques en général.

Si ma Lettre ne devoit être lue que de vous, Monſieur, il ſeroit inutile de l'enfler par l'extrait des obſervations les plus frappantes, que nos Auteurs rapportent des effets des Topiques. J'en pourrois compiler des volumes; mais je me bornerai à quelques Auteurs des plus accrédités.

Boyle, dans ſon Traité *De inſigni effluviorum efficaciâ*, donne à tous les mixtes une atmoſphere, dont il prouve l'exiſtence par beaucoup d'expériences, & notamment par l'effet des cantharides, qui, appliquées à des parties éloignées, & même tenues dans la main, lui ont causé, comme à d'autres, de grandes douleurs dans les conduits urinaires.

Les remedes anti-hystériques, portés sous le nez, ou appliqués sur le nombril, calment les accidents vaporeux, comme tout le monde le sçait. Bartholin raconte de Henri II, un de nos Rois, qu'il se préserva de la peste, ainsi que son Chirurgien, en portant au col une coquille d'aveline pleine de vif argent. C'est aussi un des amulettes contre la peste, célébrés par Van-Helmont. Bartholin ajoute, qu'un des amulettes plus efficaces contre cette maladie, est l'arsenic porté sur la région du cœur, ou sous l'aisselle gauche, dans un petit Sachet d'une double étoffe de soie. En effet, il n'y a point d'amulette à qui l'on ait donné tant d'éloges. Je ne dirai rien de Jacques Berenger de Carpy, son inventeur; mais au besoin, je vous citerois Fallope, Ingrassias, Salius-Diversus, une foule d'autres Médecins Italiens, Antoine Sarrasin, Paré, & nombre de Médecins François. Il m'importe fort peu que cet amulette soit jugé dangereux par d'autres, qu'il ait même causé des accidens; ses bons & ses mauvais effets prouvent également celui des Topiques, ou remedes purement extérieurs, & c'est le but que je me suis proposé.

En voici un autre contre la peste, extrait de Van-Helmont, & qui a fait des miracles en Hongrie. On suspend par les pattes un vieux crapaud dans une cheminée, & l'on reçoit dans une écuelle enduite de cire jaune, la bave qu'il jette, & les vers qui lui sortent des yeux. Quand il est sec, on le met en poudre, & l'on forme de cette poudre, avec ce qui a été reçu dans l'écuelle, l'écuelle même, c'eſt-à-dire la cire & la gomme adragant, des trochiſques, qu'on porte ſuſpendus au col.

M. Turner, Médecin Anglois, dont vous avez peut-être vu le Traité ſur les maladies de la peau, fait un article exprès de l'effet des Topiques dans les maladies internes.

Après avoir parlé des Epicarpes, ou remedes qu'on applique avec ſuccès aux poignets pour empêcher le retour des fievres, il raconte la mort tragique de deux enfans, cauſée par une ſuperpurgation produite par l'application d'un ongüent ſur le nombril, à deſſein de tuer les vers. Il ſoupçonne que cet onguent eſt celui que nous appellons *de Arthanita*, & avec aſſez de fondement; car Fernel dit qu'il purge fortement, appliqué ſur le ventre: M. Hoffmann, mort depuis peu d'années, premier Médecin du Roi de Pruſſe, ajoute à cette vertu celle de tuer les vers. Au reſte, cette vertu purgative, même par l'application extérieure, n'eſt point particuliere à l'onguent *de Arthanita*; puiſqu'au rapport du Docteur Pruſſien, les Anciens ſe purgeoient en ſe lavant les pieds dans une décoction d'ellébore, & que l'onguent de coloquinte, & les préparations d'ellébore, purgent les enfans & les adultes, appliqués à l'extérieur. Mais ce qui ſurprendra tout autre qu'un homme du métier, c'eſt que la confection *Hamech*, qui n'eſt pas un purgatif fort violent, adoucie par le mélange de l'onguent de guimauve, remédie à la conſtipation étant appliquée ſous les pieds; c'eſt une autre obſervation de M. Hoffmann.

Ajoutons encore quelques exemples marqués.

Une flanelle trempée dans une décoction chaude de menthe, d'abſynthe & de quelques aromates, & appliquée ſur l'eſtomach, a guéri des envies de vomir rebelles aux remedes les plus actifs. Des remedes analogues font des miracles dans la colique, la paſſion iliaque & la dyſſenterie. L'abſynthe portée ſous les pieds, calme les vomiſſemens au rapport d'Horſtius. M. Turner aſſure, d'après ſon expérience, que l'emplâtre nommé *Febrifugum magnum* dans la pharmacopée du Docteur Bates, guérit quatre malades de ſix, de tout âge, ſexe & tempérament, quel que ſoit le caractere de la fievre intermittente. Il a vu une iſchurie opiniâtre, céder dans le moment à une embrocation d'une huile qui lui eſt inconnue, faite ſur la région de la veſſie, du pubis, & du périnée. Salmuth rapporte que l'application d'huiles chaudes, puis d'un emplâtre ſur l'épine du dos, pour prévenir la paralyſie, cauſa des inquiétudes & la fievre, accidens qui ceſſerent en ôtant l'emplâtre, & recommencerent en le remettant.

Le même M. Hoffmann, que j'ai déja cité, dit de l'emplâtre véſicatoire de Strobelberge, qu'appliqué ſur le poignet, il empêche le retour des fievres intermittentes; que l'huile de térébenthine, appliquée ſur le nombril, eſt un très-bon remede contre la rétention d'urine; qu'on arrête les vomiſſemens par un emplâtre anodyn, appliqué ſur les tempes; que les embrocations aromatiques ſur la région du cœur, fortifient l'eſtomac & tout le corps; que les céphaliques ſpiritueux aromatiques ſoulagent très-promptement la tête, étant appliqués à la plante des pieds. Vous avez pu voir dans le Journal des Savans, que le seneçon écrasé, & appliqué sur l'estomach, procure le vomissement. Tout le monde connoît les vertus du collier Anglois pour faciliter la dentition des enfans. Pierre Borel nous donne, dans sa premiere centurie, une observation curieuse sur les effets des Epicarpes pour les fievres intermittentes. L'emplâtre umbilical de Sidenham; & celui de Fuller font des merveilles dans les affections vaporeuses. Un grain ou deux d'opium, fondus & injectés dans l'anus, guérissent le tenême comme par enchantement. Les emplâtres mercuriels appliqués aux jambes, & sur-tout les frictions, guérissent la vérole. Le phthiriasis & la gale cédent à l'action insensible du Mercure enveloppé dans une ceinture de peau & porté sur les reins. Un Médecin de la Faculté de Paris, a donné au Public, en 1754, un Topique infaillible pour la rougeur & les maux des yeux ; & en dernier lieu, il en a donné un autre, dans une Leçon publique, pour les petits ulceres des paupières qui résistent à toute sorte de reméde. Tout Paris a vu les grands effets de la saignée topique, dans les migraines, les fluxions au visage, les ophthalmies & les maux de tête qui portent sur l'un ou l'autre œil. Le crapaud desséché étoit le remede favori d'Etmuller, de Van-Helmont & de Butler, contre la fiévre & la peste ; ils le faisoient appliquer en forme d'Epicarpe ou en Sachet. En un mot, les Livres des Médecins sont remplis de ces sortes de médicamens. Or, il est clair que les médicamens ne sçauroient guérir les maladies sans causer par leur action un changement dans le corps humain, changement qui se fait nécessairement

ſairement ſur les ſolides ou ſur les fluides, ou ſur tous les deux à la fois. Il y a des médicamens beaucoup plus volatils & ſpiritueux les uns que les autres. Plus un médicament eſt volatil, plus il a de facilité à s'inſinuer dans les humeurs par la route des vaiſſeaux abſorbans. Si les plantes, les racines, les gommes, les extraits, les poudres des animaux deſſéchés, & autres ſemblables remédes y paſſent, la facilité à s'y introduire doit être beaucoup plus conſidérable par rapport au mercure, au camphre, aux ſels volatils, & aux autres remédes de cette eſpéce. Quoi qu'on en puiſſe dire, ceux qui ignorent les vertus ou le choix de ces matieres, ſe croient fondés à nier les propriétés dont je parle, leſquelles ſont prouvées par l'expérience journaliere & par une infinité d'exemples : mais ils reviendroient de leurs préjugés, s'ils vouloient jetter les yeux ſur les Ecrits de pluſieurs Sçavans modernes, qui ont fait tant de cures ſurprenantes par l'Electricité, & faire attention aux effets que produiſent ſur certaines perſonnes les particules inſenſibles qui émanent des roſes, des chats, du muſc, du ſafran, &c. Quand même ces objets ne frapperoient point leurs yeux, l'aube-épine en fleur tourne & corrompt le maquereau dans l'inſtant, ſi l'on paſſe à côté. Vedelius conſeille un Sachet pendu au col, composé de racines de colchique & de plantain aquatique deſſéchées & pulvériſées, & le donne comme un amulette certain contre la peſte.

On connoît ce calmant, ſi fameux autrefois en Angleterre, le *quieting charm*, comme on l'y appelloit, qu'on payoit juſqu'à 5 guinées, & qui n'étoit qu'un morceau de ſoufre en canon, porté dans le gousset, c'est-à-dire fort près du corps, & qui de-là avoit la propriété d'adoucir singuliérement l'âpreté des accès d'une goutte violente.

Voyez dans *the ancient Physician Legacy to his Country*, ou Legs d'un ancien Médecin à sa Patrie, par le Docteur Dover, page 14, l'exemple de ce Savant, qui ne pouvoit pas être une demi-heure dans son cabinet sans dormir, parce qu'il y avoit laissé une pomme de Mandragore, dont les émanations soporeuses l'assoupissoient.

La difficulté d'expliquer comment certains remedes guérissent, n'est pas une raison pour en nier l'efficacité, lorsqu'elle est démontrée par l'expérience. D'habiles gens prétendent avoir vérifié, & n'ont pas fait difficulté d'assurer, que le jaspe appliqué sur une brûlure arrête le sang; que le crapaud sec tenu dans la main arrête le saignement de nez, & appaise la douleur de dents; que la pierre de jade appliquée sur les reins guérit la colique néphrétique & toutes les douleurs de reins; qu'un bâton de frêne cueilli sous une certaine constellation, appliqué sur le nombril, arrête la perte de sang; que celui du coudrier, cueilli dans son temps, guérit toute contusion; que la pierre d'aigle pendue au col, empêche l'avortement, & qu'elle avance l'accouchement, étant attachée à la cuisse; que certaines plantes attachées à la queue d'un cheval, le guérissent du farcin. On arrête aussi la douleur de dent en la touchant avec le doigt, après se l'être frottée du sang d'une taupe étouffée dans la main. Le fétu de paille se porte de lui-même vers le succin, aussi-bien que le fer vers l'aimant.

S'il m'eſt permis de joindre mes obſervations à celles de ces hommes célebres, j'ai vu des effets également prompts & ſurprenans, d'une rôtie au vin ſaupoudrée d'aromate, appliquée ſur la région de l'eſtomach, dans les coliques convulſives les plus aiguës de ce viſcere. La difficulté qu'on trouve à faire prendre aux enfants malades des remedes convenables pour les guérir, a fait naître à M. Lobb, célebre Médecin Anglois, & connu par pluſieurs Ouvrages, l'idée de les guérir par l'application des remedes externes ou Topiques. Ceux qui ſeront curieux de voir comment il s'y prend, peuvent avoir recours à ſon Traité de la petite vérole, qui vient d'être réimprimé à Londres, & dont nous aurons inceſſamment une traduction Françoiſe (1). Mais je m'arrête trop longtems ſur des faits connus de tout le monde; paſſons à quelque choſe de bien plus ſingulier. Je tire ce fait d'une lettre inſérée dans le Mercure de France, au mois de Juillet 1726, page 1551. Vous ne ſerez pas fâché d'apprendre, ou de vous rappeller cette obſervation, à laquelle j'ajouterai des circonſtances dont la lettre ne fait pas mention.

Dom Thomas Taſſard, Bénédictin, demeurant alors à l'Abbaye de Saint Denis, étoit devenu, depuis pluſieurs années, d'une foibleſſe extraordinaire, bien qu'il n'eût qu'environ vingt-neuf ans. Il étoit d'ailleurs tourmenté de mouvemens convulſifs, qui lui faiſoient faire de fréquentes génuflexions; & ce qu'il y a de remarquable, il ſe trouvoit plus mal immédiatement après le repas & le ſommeil. Sa maladie,

(1) Elle a paru depuis pluſieurs années.

qui lui donnoit d'abord du relâche, avoit considérablement augmenté, & causé une attaque de paralysie qui n'eut point de suite. Il fut envoyé à Bourbon, où il prit les eaux avec succès; mais leur effet ne subsista pas long-temps: & la maladie prenant de nouvelles forces, résista aux mêmes eaux qu'on lui ordonna une seconde fois. Leur usage même lui causa des accidens nouveaux.

Dans ces circonstances, on lui conseilla de porter une pierre d'aimant, qu'on disoit être bonne contre les convulsions. On lui en donna une bonne, & bien armée, grosse comme un œuf de pigeon, qui, malgré le défaut de confiance du malade, produisit un effet si prompt, qu'à peine la tint-il dans la main, que les convulsions cesserent, sans être revenues depuis, quoiqu'il ait été quelquefois trois ou quatre jours sans la porter.

Ayant eu, quelque-temps après avoir lu cette lettre, occasion de voir Dom Nicolas Alexandre, Religieux de la même Abbaye, Auteur du Dictionnaire Botanique & Pharmaceutique, imprimé en 1716, que j'ai cité plus haut, je lui demandai si l'histoire ci-dessus rapportée, étoit vraie. Oui, me dit-il, j'en puis parler pertinemment, car c'est moi-même qui ai conseillé le remede d'après Etmuller; non que j'y eusse beaucoup de foi, mais parce que je le croyois innocent. Il est étonnant, ajouta-t-il, quel effet il a produit. Je voulus le faire porter suspendu au col, posé sur la peau & tombant sur la fossette du cœur; mais il causa au malade des inquiétudes si fortes, qu'il fut obligé d'abord de le mettre par-dessus sa chemise, puis par-dessus sa veste, & enfin par-dessus sa robe. Dans cette place, il en sentoit l'avantage sans désagrément. Dom Alexandre m'ajouta que depuis que le malade avoit fait habituellement usage de cet amulette, il n'avoit point eu de convulsions, & que sa santé se rétablissoit de jour en jour.

Voilà, sans contredit, Monsieur, le triomphe des Topiques. La matiere magnétique est-elle donc amie des nerfs? Est-elle propre à calmer leurs irritations & le désordre des esprits? Est-elle analogue à ces esprits, ou seulement capable d'en corriger le tissu? Pénetre-t-elle nos corps, comme elle fait l'aimant & la terre? circule-t-elle continuellement au-dedans de nous-mêmes? Je laisse ces questions à décider à d'autres : je voulois prouver l'effet prodigieux des remedes Topiques; je crois l'avoir démontré. Je pourrois, je le répete, compiler des volumes d'autorités à ce sujet; mais que pourrois-je dire de plus concluant? La Philosophie corpusculaire, à laquelle je conviens qu'il faut nécessairement recourir pour expliquer, quoiqu'imparfaitement, l'action de tant de causes obscures, & leur liaison avec des effets si bien avérés, est heureusement établie par des preuves si décisives, & sur des exemples si familiers, qu'il suffit d'ouvrir les yeux autour de soi pour en reconnoître la certitude. Celui qui ne peut se désavouer à lui-même qu'il reçoit continuellement du dehors des impressions aussi réelles que celles des sons & des odeurs, sans pouvoir découvrir par ses yeux comment elles lui sont communiquées, a-t-il bonne grace de douter du pouvoir de toute autre cause, par la seule raison qu'il n'apperçoit point la voie naturelle de l'opération? Qu'il commence donc par rendre ſenſible aux yeux l'action ou la vertu de cette cloche, qui ſe fait entendre à tant de diſtance par ſon ſimple mouvement, & celle d'un atome de muſc, dont l'odeur ſe répand & ſi long-temps & ſi loin, malgré ſon immobilité même, qui ne change rien à ſes effets. Je me réduis à ces deux exemples, quoique la nature en offre un ſi grand nombre d'autres. Oui, je ne prétends pas expliquer mieux l'effet des Topiques les plus efficaces, ni par conſéquent celui du ſpécifique de M. Arnoult, qu'on n'explique en Philoſophie les odeurs & les ſons : mais n'eſt-ce donc pas aſſez qu'il ait la même certitude ? & des malades ſont-ils bien à plaindre, lorſqu'on leur offre un remede dont la vertu pour les guérir ou les préſerver, eſt auſſi certaine, quoique, ſi l'on veut, non moins obſcure que celle du ſon d'une cloche pour ſe faire entendre, ou celle du muſc pour ſe faire ſentir ? Que s'enſuit-il de l'obſcurité de ſon action ? Il s'enſuit uniquement qu'il exiſte dans la nature, des cauſes dont la liaiſon avec leurs effets n'eſt pas connue, parce qu'il n'eſt pas donné aux ſens de la découvrir ; & c'eſt préciſément l'objet de la Philoſophie qu'on nomme corpuſculaire, ſeule reſſource de l'eſprit humain pour jetter quelque jour ſur cette inviſible liaiſon.

Je finirois ici ma lettre, s'il n'étoit pas à propos de vous faire part d'une découverte prétendue faite à Bourdeaux, au ſujet du remede du ſieur Arnoult. Je vais reprendre la choſe d'un peu haut, afin de vous mettre entiérement au fait.

On agita, en 1668, la queſtion importante, s'il étoit permis aux Boulangers de mettre, dans le pain, de la levure de biere. Le Parlement de

Paris, par un Arrêt du 24 Mars de cette année, nomma six Médecins de la Faculté, & six notables Bourgeois, pour examiner la question ; & être fait droit sur leur avis. Bien que les sentiments n'aient point été uniformes, la pluralité se détermina pour l'affirmative, & en conséquence, il intervint Arrêt le 21 Mars 1670, qui permit aux Boulangers d'employer de la levure dans le pain. Les raisons sur lesquelles s'appuyerent les partisans de la levure, étoit qu'elle est subtile, pénétrante, & qu'elle incise & subtilise les liqueurs ; qu'elle excite une fermentation extrêmement prompte : à quoi l'on ajoutoit que sa vertu fermentative réside dans des parties d'une si grande subtilité, qu'elles s'envolent & se dissipent très-promptement. Vous ne voyez pas encore à quoi ce narré vous mene : le voici.

De cette efficacité de la levure, l'Auteut Bourdelois conclut que c'est cet ingrédient qui fait la base du Sachet du sieur Arnoult. Il est vrai, ajoute cet Auteur, que le sieur Arnoult paroît avoir eu quelque doute de l'efficacité de la levure employée seule : mais il a exalté son énergie en homme d'esprit sans doute, par le mêlange d'un sel dont les émanations, mariées avec celles de la levure, lui donnent une entrée plus sure dans le corps. Il y a joint le vitriol, calciné à blancheur aux rayons du Soleil, autrement dit la poudre de sympathie. Vous voyez, Monsieur, que le sieur Arnoult est bien au fait de la Physique corpusculaire, & qu'il a bien étudié son Digby. Il sçait aussi sans doute que l'esprit universel, cet esprit qui est, suivant les Alchymistes, l'ame de la nature, est concentré dans le vitriol. Or l'existence du vitriol dans le Sachet, eſt démontrée par la couleur dont il teint le linge de ceux qui en font uſage. Voilà ſans contredit un roman fort ingénieux; mais ce n'eſt pourtant qu'un roman. C'eſt à regret que j'ôte au ſieur Arnoult les connoiſſances dont l'Auteur Bourdelois le gratifie; mais M. Chicoyneau, premier Médecin du Roi, dépoſitaire du ſecret du ſieur Arnoult depuis plus de dix-ſept ans, eſt en état de certifier qu'il n'entre dans ſon Sachet ni levure ni vitriol. Je vous préviens à ce ſujet; afin que ſi par hazard l'ouvrage Bourdelois venoit juſqu'à vous, ou que quelque prétendu Spécifique anti-apoplectique, donné comme étant celui du ſieur Arnoult, tomboit entre vos mains, ou celles de quelques-uns de vos amis, vous n'en ſoyez la dupe qu'autant que vous voudrez en courir les riſques. Je ne vois point au reſte pourquoi on chercheroit de nouveaux Spécifiques anti-apoplectiques, tant que la réputation de celui du ſieur Arnoult ſera intacte; mais je vous le répete, ne vous fiez pas même à celui qui viendroit de lui directement, s'il n'eſt accompagné d'un Imprimé ſigné de ſa main; & s'il n'a été pris ci-devant dans la rue des Cinq-Diamans, où il demeuroit il y a peu de temps, & s'il ne l'eſt à préſent dans celle de Quincampoix, vis-à-vis la rue de Veniſe, où il demeure actuellement & où il continuera de demeurer. Voici les Lettres & Certificats qui n'avoient point encore été rendus publics, & dont j'ai eu l'honneur de vous parler.

NOUVEAUX CERTIFICATS.

LETTRE de M. Monthus, Curé de S. Hilaire, près Nérac, écrite à M. Arnoult, ou à son voisin, du 15 Septembre 1760.

Que puis-je donc vous avoir fait ? de quelle faute me suis-je rendu coupable à votre égard, qui vous oblige de garder un silence inviolable à mon occasion ? Voici la quatrieme Lettre que je me fais l'honneur de vous écrire sur le même sujet. J'affecte de les mettre moi-même au Courrier pour effacer tout soupçon. Ma vie est entre vos mains depuis près de trois ans, par la vertu de votre Spécifique. J'avois totalement recouvré ma Santé. Il y a trois mois & plus, que le dernier Sachet que vous m'avez envoyé est vuide & totalement détruit : aussi vois-je renaître journellement toutes mes infirmités. Quel crêve-cœur pour moi, de voir qu'à mon âge ma vie soit bornée à quelques mois, & peut-être à quelques jours ! J'ai tout lieu de croire que si mes infirmités continuent dans leur progrès, je ne résisterai pas longtemps. Donnez-moi donc, Monsieur, je vous en conjure par la charité de Jesus-Christ, donnez-moi donc un prompt secours. Si dans quelques-unes de mes Lettres j'ai fait quelques manquemens à votre égard, de grace, donnez-m'en connoissance : ne veuillez pas, je vous prie, par un esprit de vengeance, détruire en moi le miracle que vous avez opéré en m'arrachant des portes de la mort. Accordez-moi cette grace, & celle de me croire avec toute la reconnoissance possible, &c. *Signé*; MONTHUS, Curé. Et ensuite est écrit :

Dans la triste situation où je suis, souffrez que je prenne la liberté de vous addresser ma Lettre, n'ayant point de connoissance à Paris, éloigné de 150 lieues, & ayez la bonté de faire tenir cette Lettre à M. Arnoult; je pense qu'il a changé de quartier, & qu'il ne reçoit pas mes Lettres; ou, s'il est mort, donnez-vous la peine par charité de me dire le nom & l'adresse de son héritier. Je suis, &c.

Signé, MONTHUS, Curé de S. Hilaire.

M. l'Abbé Moisson, Curé de Milhac, près Thiviers, route de Limoges, par sa Lettre du 7 Septembre 1760, certifie que Monsieur son Frere s'est fort bien trouvé de l'usage du Sachet, ce qui augmente son desir pour en avoir un; & qu'au reste, ce qui lui donne une vraie confiance dans ce remede, quelque surprenant qu'il soit, c'est qu'il a long-tems vécu avec le sieur Auperier, Curé de la Magdelaine de Bergerac, paralytique à la suite d'une Apoplexie depuis 18 ans, guéri au bout de huit jours d'usage du Sachet; que l'on peut même ajouter que cet Ecclésiastique, outre qu'il est parvenu à une extrême vieillesse, n'est point mort d'Apoplexie, & qu'il a toujours conservé une présence d'esprit peu commune aux gens attaqués de cette maladie.

LETTRE de M. le Comte de Rosieres d'Euvesin, à Nancy, le 2 Août 1760.

Je suis si content de l'effet de votre Sachet, que je vous prie de m'en envoyer une demi-douzaine. Madame d'Euvesin étoit sujette à des étourdissemens très-fréquens & si considérables, qu'un jour elle tomba du haut d'un escalier en bas. Je me déterminai alors à faire venir de vos Sachets, & à lui en conseiller l'usage. Depuis dix ans qu'elle s'en sert, elle n'a pas eu un seul étourdissement & s'est toujours très-bien portée. C'est un témoignage que je suis charmé de rendre à la vérité, & à la vertu de vos Sachets. Je suis, &c. *Signé*, le Comte DE ROSIERES D'EUVESIN.

Autre de M. Bellail, Curé de Monteuil, près Coutances, du 7 Juillet 1760.

Après avoir fait, heureusement pour moi, l'épreuve de votre Sachet, qui m'a entiérement guéri d'une paralysie qui me prit dans le côté droit, & après dans le gauche de la tête, qui me rendoit la bouche torse & l'œil du même côté immobile; après avoir passé par toutes les épreuves de la Médecine, saignées, vésicatoires, cautéres, sudorifiques, frictions & bains, le tout assez inutilement, un de mes amis me vanta votre Sachet; &, pour me convaincre de sa vertu, il me fit tenir votre Dissertation qui étoit entre les mains d'une Dame de Coutance. Je n'eus pas sitôt lu quelques pages, que je pris la résolution de vous en faire demander un, ce que me fit mon ami, qui voulut bien se charger de cette commission. Vous me l'envoyâtes aux approches de la Pentecôte, il y a un an, sous le nom de M. Baudet, avec votre Dissertation que j'attendois avec impatience, souffrant de façon que je ne reposois ni jour ni nuit. Quand mon habit auroit été tissu d'épines les plus aiguës, je n'aurois pas plus souffert que je faisois le long du côté affligé. Je n'eus pas sitôt porté votre Sachet, que je commençai à reposer : ma bouche a pris son assiette ordinaire, mon œil son mouvement, & les douleurs de côté se sont peu à peu appaisées ; & quant à présent, je me porte très-bien. Souffrez, Monsieur, que je vous fasse l'histoire de ma maladie, qui doit l'obligation de sa guérison à votre Sachet : aussi a-t-il fait grand bruit dans le canton, où il étoit inconnu des Médecins même, qui n'y veulent ajouter aucune foi encore aujourd'hui. Je vous prie de m'en envoyer deux par le premier ordinaire ; le mien n'étant plus que de l'épaisseur de deux écus. J'ai l'honneur d'être, &c. *Signé*, BELLAIL, Curé de Montreuil.

Madame la Comtesse Duhautoy de Chatenay, de Nancy, marque qu'elle se trouve au mieux de l'usage des Sachets.

M. L. Emmelius, Conseiller Ecclésiastique dans le Comté de Vied à Rounckel, près de Limbourg, par sa Lettre du 10 Septembre 1760, atteste que Madame la Comtesse de Linange-Crunstat, âgée de quatre-vingt-quatre ans, étant tombée en Apoplexie & paralysie, a été guérie par le Spécifique de M. Arnoult.

M. de la Chapelle, Médecin de l'Hôpital Militaire à Mahon, par sa Lettre du 22 Août 1760, atteste qu'une personne pour laquelle il a fait venir un Sachet pour une Apoplexie & paralysie, s'en est fort bien trouvée.

M. Ichannin Arviset, Conseiller honoraire du Parlement de Dijon, par sa Lettre du 8 Décembre 1760, marque qu'il a grande confiance au Sachet du sieur Arnoult, & que depuis le temps qu'il en a fait usage, il n'a eu aucun des étourdissemens, tournemens de tête, ni ni des vapeurs fâcheuses, auxquelles il étoit sujet.

Lettre de M. Matras, Doyen de St. Félix de Carman, Diocese de Toulouse. du 26 Janvier 1761.

Il est juste, Monsieur, que je vous apprenne les effets salutaires que votre Sachet a faits sur moi. La fonte des humeurs a continué pendant douze jours que j'ai été obligé de garder la chambre : le tout est enfin fini, & je me trouve avec la même force qu'à l'âge de 45 ans, quoique je sois dans la 67e. Ma tête est entierement libre ; je marche bien & très-légérement ; je ne sens plus d'engourdissement ; les battemens de cœur qui étoient si fréquens & qui me tourmentoient si fort, ont entiérement cessé ; une enflure que j'avois au pied gauche depuis près de dix ans a disparu, & je chausse mon soulier avec facilité : j'ai bon appétit, & je dors le mieux du monde. Voilà, Monsieur, au vrai, les miracles qu'a faits sur moi votre Spécifique. Quelles actions de graces ne dois-je pas rendre au Seigneur de m'avoir inspiré de m'adresser à vous ? Après lui, je vous dois toute ma reconnoissance. J'ai l'honneur d'être, &c. *Signé*, l'Abbé MATRAS, Doyen.

Autre Lettre de M. le Comte de Rosieres d'Euvesin, du 15 Mai 1761.

Depuis mon dernier voyage à Paris, j'ai fait venir, Monsieur, par différentes voies une douzaine de vos Sachets. Je m'adresse aujourd'hui à vous-même, pour en avoir encore une douzaine, que je vous prie de remettre à la perſonne qui vous rendra cette Lettre avec les ſix louis pour les payer. Les heureux effets que j'ai éprouvés de la vertu de ces Sachets, me donnent la confiance de les conſeiller à ceux de mes amis qui ſont dans le cas d'en avoir beſoin. Pluſieurs perſonnes m'ont prié de leur en recéder, & toutes s'en ſont bien trouvées. Il y a cinq à ſix mois que celui de Madame d'Euveſin s'amollit ; elle négligea pendant huit à dix jour d'en changer : elle ſentit une peſanteur, un engourdiſſement, un défaut de circulation dans le ſang, qui l'inquiéta : elle voulut ſe faire ſaigner : mais ayant fait réflexion que ſon Sachet étoit amolli & applati, elle voulut, avant d'en venir à la ſaignée, en prendre un autre : elle ne l'eut pas porté vingt-quatre heures, que les peſanteurs, l'engourdiſſement ſe diſſiperent entiérement ; elle ſe ſentit auſſi bien qu'à l'ordinaire, ne ſe fit pas ſaigner, & ne l'a pas été depuis. Cette circonſtance m'a confirmé l'efficacité de votre Topique. Je ſuis, Monſieur, votre, &c. *Signé*, le Comte de ROSIERES D'EUVESIN.

Lettre de M. le Marquis de Liſle de Moiſſac, Lieutenant de MM. les Maréchaux de France, près Bourdeaux, du 17 Mai 1761.

Votre Spécifique contre l'Apoplexie a ſi bien réuſſi à mere, que pluſieurs perſonnes m'ont demandé votre adreſſe. Il fit un effet ſi ſenſible à ma mere, qu'il eſt étonnant qu'un Topique puiſſe produire un effet auſſi ſubit & auſſi prompt. Madame la Marquiſe de Saint-Alvere me pria de lui en céder un ; & comme vous ne m'en envoyâtes que deux, & que conſéquemment il ne me reſte que celui que ma mere porte au col, & même qu'il commence à ſe ramollir, je vous envoie par ce courrier un louis, afin que vous m'en faſſiez paſſer deux autres, mais au plutôt, à cauſe que celui de ma mere commence à diminuer. J'ai affranchi le port de l'argent & de la lettre. Je connois votre exactitude ; elle me fait eſpérer que je recevrai vos Sachets par le premier courrier. Nous ne ceſſons, ma mere & moi, de chanter vos éloges & la vertu de votre remède. Veuille le ciel confirmer les vœux que nous faiſons pour le maintien de la ſanté d'un homme unique, tel que vous ! Soyez perſuadé de ma reconnoiſſance & de celle de ma mere. J'ai l'honneur d'être, &c. *Signé*, le Marquis DE LISLE, Lieutenant de Meſſieurs les Maréchaux de France.

Nous ſouſſignés, certifions que le ſieur Franqui, notre gendre, âgé d'environ 60 ans, & Maître d'Hôtel de M. l'Envoyé de Florence, a eu dans l'eſpace de quelques années, pluſieurs attaques d'Apoplexie, & que la derniere fut, il y a deux ans, ſuivie d'une paralyſie ſur toute la moitié de ſon corps, ſans aucun uſage de la moitié de ſon corps l'eſpace de deux années. La paralyſie, regnant auſſi dans le cerveau, lui avoit interdit l'uſage du bon ſens, & de la langue; de façon qu'il ne proféroit que quelques paroles entrecoupées & ſans ſuite. On lui fit, du conſeil du ſieur Boyer, célebre Médecin, tout ce qu'en pareil cas on a coutume de faire, mais ſans ſuccès d'aucuns des remèdes qu'on ait pu lui faire prendre; ce qui nous détermina au bout deſdites deux années, ne trouvant aucune différence à ſa ſituation, déſeſpérés que nous étions qu'il pût trouver de guérison, conseillés par plusieurs personnes qui avoient vu les effets étonnans du Spécifique du sieur Arnoult, Droguiste, contre l'Apoplexie, à faire l'épreuve de ce fameux remède. On lui en mit un au col, & au plus dans 15 jours le Sachet se trouva dissipé, & nous apperçûmes un mieux considérable ; ce qui nous engagea à en reprendre un autre, qui opéra, en aussi peu de tems, un état à nous faire espérer guérison parfaite. Nous eûmes grande attention à lui en renouveller un troisieme, duquel nous eûmes un succès complet, puisque, depuis deux ans qu'il n'avoit aucun usage du sens commun, de sa langue, ni de la moitié de son corps, nous eûmes la consolation de voir journellement ses forces revenir, & son esprit entierement se rétablir dans le même état qu'il s'étoit trouvé avant aucun accident. Nous devons encore avouer une circonstance essentielle ; c'est qu'il eut tous les symptômes d'une nouvelle rechûte, sous les yeux de M. l'Envoyé de Florence, qui avoit été témoin de sa précédente situation. M. l'Envoyé de Florence le fit conduire chez sa femme, avec ordre de le faire promptement saigner ; ledit sieur ne fut pas plutôt chez lui, que nous eûmes la précaution de voir son Sachet, dans lequel nous ne trouvâmes plus rien. On fut promptement chez le sieur Arnoult en reprendre un nouveau, qu'on lui mit au col ; & dans un très-petit espace de tems, nous nous apperçûmes de l'effet du remède qui opéroit, & lui rendit le bon sens, & l'usage libre de la langue. Nous devons à l'efficacité de ce remède un témoignage des plus authentiques, puisque sans l'usage d'aucun autre remède depuis le commencement de celui du ſieur Arnoult, nous y avons trouvé une guériſon des plus ſurprenantes, & ſi parfaite, que le ſieur Franqui eſt parti, par ordre de M. l'Envoyé de Florence, pour ſe rendre à Florence, & que, depuis ſon arrivée, il nous a a mandé qu'il faiſoit un uſage très-exact du Spécifique du ſieur Arnoult, & qu'il ſe portoit autant bien qu'il ſe ſoit jamais porté. Ce que nous certifions véritable: en foi de quoi nous avons ſigné, à Paris ce 12 Novembre 1736.

Signé, A. PAFFE, M.M. PREVOST, Femme de PAFFE, PIERRE.

Nous ſouſſigné Miniſtre du Grand Duc de Toſcane à la Cour de France, avons reconnu la ſignature des perſonnes ci-deſſus mentionnées, & certifions qu'elle eſt véritable, & que nous-même avons été témoins de l'état de notre Maître d'Hôtel, & du bon ſuccès du remède ſus mentionné: en foi de quoi nous avons ſigné le préſent Certificat, à Paris, le 12 Novembre 1736.

Signé, FRANQUINY TAVIANY.

Je ſouſſigné, Prêtre du Diocéſe de Glaſcow, fils de Milord de Sempill, réſident à l'Eſtrapade à Paris, certifie que depuis quatre ans, Madame la Comteſſe de Sempill, veuve de Haut & Puiſſant Seigneur Robert Lord de Sempill, fut attaquée d'une Apoplexie & paralyſie qui dura pendant l'eſpace deſdites quatre années: elle fut conſeillée, le 15 Février 1734, de faire uſage du Spécifique du ſieur Arnoult; depuis l'uſage qu'elle en a fait, elle ſe trouva peu après guérie de ſa paralyſie; ce que je certifie. En foi de quoi je l'ai signé, à Paris, le 19 Février 1737.

Signé, HUGO DE SEMPILL, Prêtre.

Nous Maréchal des Camps & Armées du Roi, Commandeur de l'Ordre Royal & Militaire de S. Louis, &c. certifions la vérité des faits contenus dans le Certificat ci-dessus, touchant la maladie & prompte guérison de Mylade Simpill, & cela de notre propre connoissance, à Paris ce 23 Février 1737.

Signé, le Baron DE HOOKE.

Je soussigné, Docteur en Médecine, certifie pour le bien public, que la nommée Louise Beaugrand, de la paroisse de Deuil, étoit attaquée depuis cinq ans, d'attaques fréquentes d'Apoplexie, dans lesquelles elle tomboit deux ou trois fois le mois; cette fille recourut inutilement aux conseils de la Faculté : leur décision, scrupuleusement observée, irrita le mal, & les paroxismes furent toujours les mêmes. Cette fille me fut adressée environ le mois de Juillet de l'année précédente; je la gardai environ un mois, & je fis, pour la soulager, tout ce qu'avoient inutilement tenté mes Confreres. Comme le Sachet du sieur Arnoult s'est acquis de la réputation, je déterminai cette fille, d'ailleurs fort pauvre, à recourir à lui. Ledit sieur lui donna charitablement un Sachet au mois de Décembre, & depuis ce tems jusqu'à ce jour, cette fille n'a pas eu une seule attaque d'Apoplexie, & jouit d'une santé très-parfaite; ce que j'atteste vrai, comme un témoignage que je dois à la vérité & à l'efficace du Sachet anti-apoplectique: à Paris, ce 16 Avril 1742.

Signé, le MERCIER, Docteur en Médecine.

Je prie M. Arnoult de donner à Marie-Louise Beaugrand, de la paroisse de Deuil, un troisieme Sachet; je suis si content des effets merveilleux des deux premiers, que j'offre d'en certifier au public le miracle, puisque cette pauvre fille jouit à présent de la santé qu'elle avoit perdue depuis tant d'années : à Paris, ce 19 Juin 1743. *Signé*, le MERCIER, Médecin.

Nous, Docteur en Médecine, soussigné, certifions à tous ceux qu'il appartiendra, que Messire Pierre Auperier, Docteur en Théologie, Prêtre & ancien Curé de la Magdelaine de Bergerac, âgé pour le présent de 81 ans, fut attaqué, il y a 18 ans ou environ, d'une Apoplexie qui dégénéra en paralysie, qui lui saisit la moitié du corps. Dans ce triste état, il eut recours à divers Médecins, qui ont mis en usage tous les remèdes qu'ils ont jugé propres à combattre la maladie, & l'ont envoyé deux fois prendre les eaux & les bains à Bagnieres. Le premier voyage qu'il y fit, fut assez heureux, car sa langue se débarrassa un peu & sa jambe devint plus libre : mais le second voyage lui fut plus pernicieux que salutaire ; car il retomba dans le même état, & sa maladie a augmenté depuis ce tems-là, à mesure qu'il a augmenté en âge, jusqu'au mois de Mars dernier, auquel tems il prit sur lui un Sachet spécifique du sieur Arnoult, & l'ayant porté quelques jours, on remarqua, & moi-même j'ai remarqué, que le visage de M. le Curé, qui étoit ci-devant cadavereux, a repris son teint naturel. Sa langue est débrouillée ; à présent il ne bégaye plus ; sa jambe, qu'il ne pouvoit remuer sans le secours de sa main, est devenue plus libre, car il la léve ſur une table ſans aucun ſecours. Voilà les effets que j'ai remarqués, depuis que ledit ſieur Aupérier porte le Sachet ſpécifique du ſieur Arnoult : en foi de quoi j'ai ſigné, à la Madelaine de Bergerac, le 20 Juillet 1738. *Signé*, MAURAN, Docteur en Médecine, & VILLAC, Conſul.

Nous, Maire & Conſul de Bergerac, ſouſſigné, certifions que la ſignature ci-deſſus eſt celle du ſieur Mauran, Docteur en Médecine de cette ville, & que foi peut & doit y être ajoutée ; en témoignage de quoi nous avons donné le préſent, que nous avons ſcellé du ſceau de nos armes de cette Communauté, à Bergerac, dans l'Hôtel-de-Ville, le 24 Juillet 1738.

Signé, VILLAC, Conſul.

Monſieur Pierre Gautier de Biran, Curé de la Madelaine, atteſte les faits contenus ci-deſſus véritables ; &, s'il en eſt beſoin, tous ceux qui connoiſſent M. Auperier le ſigneront comme il a fait lui-même.

Je ſouſſigné Pierre de Laplaine, Commis au Greffe du Conſulat de Paris depuis 32 ans, âgé de 69 ans, certifie à tous qu'il appartiendra, que depuis près de deux ans, j'ai eu quatre attaques d'Apoplexie, pendant leſquelles j'ai été ſecouru par tous les remedes ordinaires ; & que, le 4 Avril dernier, veille de la Quaſimodo, je fus encore ſurpris d'une cinquieme attaque, mais bien plus conſidérable que les précédentes, puiſqu'elle a été ſuivie d'une paralyſie ſur toute la partie droite du corps, ayant la tête entrepriſe & la bouche de travers : j'avois entierement perdu toute connoiſſance, & l'uſage de la langue. M. Desjours, Maître Chirurgien à Paris, me vit dans cet état ; il me fit alors plusieurs saignées du bras & du pied, & me fit prendre l'émétique & tous les remedes usités ; mais, malgré ses soins, je suis resté dans cet état l'espace de douze jours, sans aucune connoissance ni différence à ma situation. On conseilla alors à ma femme & à ma famille, le remède du sieur Arnoult, en présence de Monsieur Desjours, qui lui-même le premier le conseilla : on m'en mit un au col, descendant au creux de l'estomac, & me faisant abandonner les autres remédes ; deux jours après, le Sachet se trouva entiérement dissipé & fondu. La connoissance me revint, avec la liberté de la langue & de mes membres paralytiques. Mon premier soin fut d'envoyer chercher le sieur Arnoult, pour être témoin de cet évenement qui nous surprit tous ; le sieur Arnoult me remit alors un second Sachet au col, & depuis, avec l'usage exact que j'en ai fait, j'ai actuellement, graces à Dieu, la liberté de ma langue & de tous mes membres, marchant & écrivant bien, sans avoir eu depuis aucune atteinte de ce mal. C'est le témoignage que je suis obligé de rendre à la vérité, à Paris ce 15 Juin 1739. *Signé*, Pierre de Laplaine, Françoise Guérine, épouse de M. de Laplaine ; Marie de Laplaine, veuve du sieur le Chaleux de la Suzhe, Ecuyer Maître de Logis des Gendarmes, Capitaine appointé, Chevalier de l'Ordre Militaire de S. Louis, Françoise de Laplaine, épouse de M. Gastonville, Ecuyer ; Pierre-Joseph de Fouilleuse, Ecuyer ; Genevieve de Laplaine, son épouse. Tous ont certifié les faits ci-dessus.

Je soussigné Claude Desjours, Chirurgien-Juré à Paris, certifie que tous les faits contenus au Certificat ci-deſſus, ſont très-véritables; ſe ſont paſſés ſous mes yeux, ayant été mandé dès le commencement de l'accident du ſieur de Laplaine, & ayant moi-même conſeillé l'uſage du Spécifique du ſieur Arnoult, contre l'Apoplexie, qui a procuré au malade ſus-nommé une entiere & parfaite guériſon : ce que je certifie en mon ame & conſcience très-véritable; à Paris, ce 24 Juin 1739, *Signé*, DESJOURS, Chirurgien.

Je ſouſſigné, Chirurgien-Juré à Paris, certifie à qui il appartiendra, que ma femme eſt tombée, il y a environ cinq ans, en Apoplexie & paralyſie différentes fois, au ſçu de M. Pouſſe, Médecin, & de pluſieurs perſonnes, tant Médecins & Chirurgiens, qu'autres; que l'on me conſeilla alors de lui faire porter le petit Sachet que M. Arnoult diſtribue, ce que j'ai fait avec exactitude, & qu'à la vérité, depuis qu'elle le porte, elle n'en a eu aucune attaque, ni diſpoſition; ce que je certifie. Fait à Paris, ce 4 Juillet 1739. *Signé*, FÉVRIER, Chirurgien.

Nous, Chirurgien à Blois, ſouſſignés, certifions à qui il appartiendra, que le nommé Rouleven, Journalier, a eu trois attaques d'Apoplexie, dans leſquelles je l'ai traité & médicamenté, & que depuis qu'il fait uſage du Spécifique du ſieur Arnoult, il n'en a point été incommodé; que depuis quelque tems ſon Sachet s'étant trouvé vuide & uſé, ſa langue s'eſt extrêmement épaiſſie, & qu'auſſi-tôt qu'il a eu à ſon col un autre Sachet, ſa langue s'eſt déliée; qu'il a l'uſage de la parole fort libre, & ſe porte bien. A Blois, ce 5 Mai 1737. *Signé*, DESORMAUX, Chirurgien, & GUIGNACE.

Nous ſouſſignés, Pierre Bablot, Cocher de Monſeigneur le Duc de la Valiere, & Marguerite Malette ma femme, auſſi au ſervice de mondit Seigneur, certifions à qui il appartiendra, que le 2 Janvier 1737, moi femme Bablot, j'eus une attaque d'Apoplexie ſi violente, qu'elle fut ſuivie d'une paralyſie ſur toute la moitié du côté droit, ſans qu'il me reſtât le moindre ſentiment dans toute la moitié du côté droit, ni aucun uſage d'aucun de mes membres du même côté; la tête étant attaquée, j'avois entierement perdu l'uſage de raiſon, ſans qu'il me fût poſſible d'articuler une ſeule parole. M. du Bois, Médecin de S. A. S. Madame la Princeſſe de Conti, premiere Douairiere, m'ayant trouvée dans un état ſi déſeſpéré, ne ſongeoit plus qu'à me procurer l'entrée aux Incurables, en déclarant qu'il étoit impoſſible que je puſſe me rétablir de pareils accidens. Mg^r. le Duc de la Valiere donna ordre auſſitôt à ſon Ecuyer & à Bablot mon mari, d'aller chercher chez le ſieur Arnoult, un Sachet de ſon Spécifique contre l'Apoplexie, que l'on me mit auſſi-tôt au col; & depuis l'uſage exact que j'en ai fait, je me ſers, graces à Dieu, de tous mes membres, & j'ai la tête & la langue libres actuellement, ſans avoir eu depuis aucun ſymptôme d'Apoplexie; ce que nous certifions pour rendre juſtice à la vérité. Avons ſigné, ce 19 Janvier 1738. Tous ces faits ſe ſont paſſés ſous les yeux de tout l'Hôtel de Comti & de celui de la Valiere. BABLOT. M. MALETTE.

Je ſouſſigné, Apothicaire ordinaire de feu S. A. R. Monſeigneur le Duc d'Orléans, Régent du Royaume, certifie à qui il appartiendra, le contenu au présent Certificat ci-dessus très-véritable, ayant été mandé dans l'accident arrivé à ladite Dame Bablot; à Paris, ce 20 Janvier 1738. *Signé*; DE VAUX.

M. Larchevêque, Médecin à Rouen, par sa Lettre au sieur Bigot de Saint Sé, en date du 18 Octobre 1745, marque que deux personness de sa Ville se sont très-bien trouvées de l'usage du Sachet du sieur Arnoult.

Je soussigné, Alexis Colas, Marchand, certifie à qui il appartiendra, qu'il y a environ trois ans & demi que j'ai eu une premiere attaque d'Apoplexie, & qu'en peu d'intervalles & assez prochains, j'en ai été attaqué cinq autres fois, la derniere attaque accompagnée de paralysie sur la langue, & sur une partie du corps; qu'aussitôt cette derniere attaque suivie de paralysie, on me conseilla l'usage du Spécifique contre l'Apoplexie, du sieur Arnoult, dont j'ai fait usage très-exactement depuis trois ans; & je dois à la vérité, que depuis ce temslà il ne m'est arrivé aucun accident d'Apoplexie, ce que je certifie véritable, en foi de quoi j'ai signé; à Paris, ce 24 Septembre 1745. *Signé*, COLAS.

Depuis le tems énoncé ci-dessus, j'ai vu plusieurs fois, & notamment aujourd'hui, M. Colas, pour lequel j'ai été appellé dans le courant de l'année 1742, à l'occasion de plusieurs attaques d'Apoplexie, pour lesquelles je l'ai saigné dans les cas urgens; & depuis lequel tems, jusqu'à ce jour, je ne l'ai pas perdu de vue; & il ne lui est arrivé aucune attaque d'Apoplexie: ce que je me trouve obligé de certifier, comme en ayant une parfaite connoissance; à Paris, ce 11 Juillet 1746. *Signé* DUBERTRAN, Maître Chirurgien.

J'ai vu hier le pauvre M. Colas, à qui vous avez fourni charitablement plusieurs de vos Sachets, il me dit que depuis douze jours ou environ, il étoit hors d'état d'agir, ressentant un engourdissement universel, une oppression qui le gênoit, ce qu'il est facile de reconnoître en l'entendant parler; une vue très-chargée & ombrageuse, une tête pesante, des douleurs vagues, entr'autres une très-vive au poignet droit. Je lui trouvai d'ailleurs le pouls très-plein. Je voulus le saigner, pour prévenir une attaque funeste qu'il a heureusement soutenue plusieurs fois, aidé de mes soins : mais il commençoit à souper. Je le pressai de remettre la partie au lendemain matin : il m'a pour lors avoué que depuis quinze jours il ne portoit plus votre Sachet, & qu'il s'étoit senti plus mal, & que je ferois ce que je voudrois, lorsqu'il en seroit muni. J'ai d'autant moins voulu insister, contre un homme qui en appelle au fait depuis qu'il le porte, que je sais que nous ne sommes pas certains d'avoir pénétré la nature des corps - que nous ne savons de leurs propriétés que ce qui est parvenu à notre connoissance; & que nous ne pouvons pas nous flatter d'avoir une idée complette, ni rendre raison de tous les effets naturels, qui sont l'objet d'un Physicien, sans témérité; c'est aussi pourquoi, sans embrasser le pour & le contre, je vous prie à sa sollicitation, de continuer pour lui cette même charité que vous avez eue depuis si long-tems. *Signé*, DUBERTRAN, Maître Chirurgien.

Lettre de M. Garnier, Docteur-Régent de la Faculté de Paris, aujourd'hui premier Médecin du Roi à la Martinique, du 24 Janvier 1739.

Les avantages que tire journellement le Public de l'usage de votre Spécifique contre l'Apoplexie, tant comme préservatif que comme médicament, les nouvelles favorables que j'en reçois de toutes parts, & l'expérience particuliere que j'en ai faite moi-même sur trois personnes attaquées d'Apoplexie, m'engagent à vous en donner publiquement mon approbation, sans savoir ce qui le compose, l'expérience réitérée m'étant suffisante pour décider de la bonté d'un remède & de son efficacité. Je vous envoie, avec cette approbation, mon Certificat de trois personnes qui ont été guéries sous mes yeux, d'Apoplexie, par votre remède, après néanmoins avoir rempli les indications générales.

Je soussigné, Docteur-Régent de la Faculté de Médecine en l'Université de Paris, certifie à qui il appartiendra, avoir été appellé au mois de Novembre 1737, chez un Particulier qui venoit, me dit-on, de tomber en Apoplexie. Je me transportai sur l'heure rue S. Honoré, où demeuroit le malade, nommé Aubry, Perruquier, âgé de 63 ans : lorsque j'arrivai, il y avoit environ une heure qu'il étoit dans un sommeil profond, avec privation entiêre de tous ses sens. J'ordonnai à l'instant une saignée du pied, bientôt après une seconde, dans l'intervalle desquelles je lui fis prendre une forte dose d'émétique dans de l'eau : mais les remèdes ne produisirent rien, & les accidens subsisterent dans leur entier; enfin, comme le pouls me parut se soutenir assez, pour ne point appréhender la saignée de la gorge, je la fis faire, mais aussi infructueusement que les premieres; j'ordonnai quelque tems après, l'application du Sachet, qui fut bientôt suivie d'un effet salutaire, puisqu'au bout d'environ un quart d'heure, la connoissance revint, & nous fit espérer la guérison, qui s'est depuis confirmée & réalisée.

Je fus appellé en second lieu, au mois de Mai 1738, pour voir un Ecclésiastique nommé Duplessis, âgé de 56 ans, demeurant rue de Cléry, attaqué d'Apoplexie, & qui, dans l'instant de l'attaque, étoit tombé, à ce que l'on me rapporta, à la renverse, sans qu'il parût aucune contusion. Je le fis saigner du pied, je lui fis prendre l'émétique, sans que les accidens diminuassent; je lui fis enfin appliquer le Sachet, qui lui rendit la connoissance, la parole & l'usage de ses sens au bout d'une demie heure.

Je fus appellé en troisieme lieu, au mois de Juillet de la même année, rue Saint Antoine, chez le sieur Desmarets, Horloger, âgé de 73 ans, attaqué d'Apoplexie, qui fut aussi guéri par l'application du Sachet, à peu près dans les mêmes circonstances que les deux précédentes. Délivré à Paris, ce 24 Janvier 1739. *Signé*, GARNIER, *D. M. P.*

Je soussigné, Docteur-Régent de la Faculté de Médecine de Paris, certifie que le sieur Moreau, Négociant, rue S. Martin, eut, il y a plus de dix ans, trois attaques d'Apoplexie, dont la derniere fut accompagnée d'une paralysie sur toute la moitié du corps du côté droit, & que je lui ai fait administrer tous les remèdes usités en pareilles circonstances, sans aucun succès, alors j'ai eu recours au Sachet du sieur Arnoult, qui lui a procuré une parfaite connoissance & une liberté entiere de tout le côté attaqué de paralysie. Il s'est soutenu dans cette situation, l'espace de deux ans: mais négligeant l'usage du Spécifique du sieur Arnoult, il eut au bout de deux années une rechûte d'Apoplexie. Après tous les remèdes ordinaires, j'eus encore recours au Sachet du sieur Arnoult, & je dois à la vérité, que depuis actuellement sept ans, qu'il a grande attention à le renouveller tous les six mois, il se porte à merveille, sans avoir eu aucun symptôme de cette maladie; ce que je certifie: à Paris, ce 15 Décembre 1730. *Signé*, SANTEUIL, *Doctor Medicus Parisiensis.*

M. Gaulard, Médecin ordinaire du Roi, consulté par une Dame de la Rochelle, tombée en Apoplexie & paralysie, soupçonnée de grossesse, après avoir indiqué les remèdes usités en pareils cas, s'explique ainsi dans l'un & l'autre cas, c'est-à-dire, qu'il y ait grossesse ou non, soit par conséquent qu'on fasse des remèdes, ou qu'on n'en fasse pas, on ne peut trop recommander le Sachet anti-apoplectique du sieur Arnoult; il est certainement salutaire, & ne peut jamais nuire; il a eu des effets si heureux & des succès si authentiques, qu'on ne peut lui refuser une confiance qu'il a bien méritée. *Signé*, GAULARD, Médecin ordinaire du Roi.

Dans une autre consultation, M. Gaulard s'explique ainsi: il est un Topique, dont le Malade fait usage, & dont je lui conseille de ne jamais se dépatrir; c'est le Sachet anti-apoplectique du sieur Arnoult. Il n'est composé que de sels des plus volatils & des plus pénétrans ; qui s'exhalent assez promptement au travers du tissu de l'étoffe qui les enveloppe : il ne leur est pas plus difficile de pénétrer au travers du tissu de la peau, d'ouvrir les pores, de s'insinuer dans la masse du sang, sur laquelle ils doivent nécessairement agir par l'activité qui leur est propre : & leur effet ne peut être que d'atténuer les liqueurs, de les diviser, de les rendre fluides, & de prévenir par conséquent leur épaississement, que j'ai fait sentir être la cause prochaine & immédiate de l'Apoplexie & de la paralysie. Quoi qu'il en soit, la raison & l'expérience rendent le remède du sieur Arnoult très-recommandé, & encore plus recommandable. *Signé*, GAULARD, Médecin ordinaire du Roi.

Je soussigné, Docteur en Médecine de la Faculté de Paris, Médecin consultant du Roi, certifie que Madame la Princesse de Guise, demeurant au Temple, a été attaquée de vapeurs très-violentes, pendant l'espace de trois années ; que presque tous les jours elle avoit deux ou trois accidens, qui lui faisoient perdre entiérement connoissance l'espace de plus d'une heure ; qu'au retour de ces accidens, elle pleuroit considérablement ; que je lui ai administré tous les remedes de l'Art les plus pressans, sans avoir pu la tirer d'affaire, ni lui procurer aucun soulagement ; qu'enfin elle fut conseillée de faire usage du Spécifique du sieur Arnoult, contre l'Apoplexie, & qu'alors elle cessa tout autre remède ; que depuis l'usage qu'elle fait de ce Spécifique, il est certain qu'elle n'a plus de ces mêmes vapeurs ; ce que je certifie très-véritable : en foi de quoi j'ai figné le préfent, à Paris, ce 15 Mars 1735. *Signé*, SYLVA, *D. M. P.*

A Munich, ce 3 Janvier 1745.

Monfieur, comme votre précieux Spécifique contre l'Apoplexie a été beaucoup vanté à cette Cour, par des Médecins même très-fameux, qui aſſurent en avoir vu des effets miraculeux, on m'a prié de faire venir quelques Sachets ; & pour n'en point recevoir de contrefaits ou falſifiés, j'ai l'honneur de m'adreſſer directement à l'Auteur, & vous prie, Monfieur, de m'en envoyer fix par la pofte. Madame la Comteſſe d'Aubeterre, qui demeure au Couvent du Cherche-midi, aura la bonté de vous en faire le paiement, en lui montrant la préfente. Je rembourferai l'argent à M. fon Fils, Capitaine au Régiment des Gardes de Sa Majefté Impériale. Vous aurez la bonté de m'envoyer votre Imprimé, figné de vous. J'ai l'honneur d'être, &c. *Signé*, DE WOLTER, Confeiller, premier Médecin de Sa Majefté Impériale.

Je fouſſigné, Docteur-Régent de la Faculté de Médecine en l'Univerfité de Paris, certifie à qui il appartiendra, que le fieur Collot & fa femme, font tombés en Apoplexie & Paralyfie ; que je leur ai fait tous les remèdes ufités en pareil cas, mais fans aucun fuccès ; qu'alors je leur ai confeillé l'ufage du fpécifique du fieur Arnoult ; qu'au bout de huit jours ils fe font trouvés libres des parties attaquées de paralyfie, & que depuis deux ans qu'ils font exactement ufage de ce Spécifique, il ne leur eft arrivé aucune rechûte d'Apoplexie ; ce que je certifie véritable : à Paris, ce 15 Mars 1741. *Signé*, FOURNEAU, *D. M. P.*

Je soussigné, Docteur de la Maison & Société de Sorbonne, Curé de Saint-Jacques-du-Haut-Pas, Abbé de Charon, certifie que Toinette Bonnefemme, de ma paroisse, attaquée de paralysie, & hors d'état de faire aucun travail, s'est servi pendant environ un mois du Spécifique du sieur Arnoult, que ledit sieur lui donna *gratis* sur mon certificat; & que ladite Bonnefemme est guérie de façon que, malgré son grand âge, elle est capable de travail, & du travail même le plus pénible: à Paris, ce 22 Décembre 1736. *Signé*, COURCAUT.

M. le Comte de Bornhem, de Bruxelles, marque, par sa lettre du 15 Mai 1742, que Madame la Baronne de Chanclos, âgée de près de cent ans, étant tombée en Apoplexie, on lui a mis le Sachet du Sieur Arnoult, & qu'elle s'est rétablie au point d'aller à sa campagne.

Je soussigné, Nicolas-François Bouché, Agent des affaires de M. Orry, Contrôleur-Général des Finances, certifie à qui il appartiendra, que le 24 Avril 1735, ma femme, pour lors âgée de 66 ans, eut une attaque d'Apoplexie très-considérable & une paralysie sur toute la moitié droite du corps, pendant laquelle on lui fit tous les remèdes ordinaires, & que le 27 Octobre 1736, elle eut une seconde attaque. Plusieurs personnes de considération me conseillerent alors de lui faire faire usage du Spécifique contre l'Apoplexie, de M. Arnoult; & je dois à la vérité, que depuis le 26 Octobre 1736, n'ayant pas laissé ma femme sans un de ces Spécifiques, il ne lui est arrivé aucun accident d'Apoplexie; ce que je certifie véritable: à

Paris, ce 12 Avril, 1739. *Signé*, F. BOUCHÉ.

Nous souſſignés, Nicolas des Bauves, premier Valet-de-Chambre de M. Orry, Contrôleur-Général ; & Barbié, auſſi ſon Valet-de-Chambre, certiſions les faits ci-deſſus très-véritables, s'étant paſſés à notre connoiſſance : à Verſailles, ce 19 Avril, 1739. *Signé*, DES BAUVES & BARBIÉ.

Je ſouſſigné François Deſcourtis, Bachelier de Sorbonne, Curé de Saint Didier de Brieres-le-Châtel, certiſie qu'étant tombé en Apoplexie & paralyſie, le premier jour de Mai 1737, toute la moitié du viſage étant contrefaite, ſans mouvement ni ſenſibilité, j'eus recours à tous les remèdes ordinaires, comme huit ſaignées du bras en huit jours, avec 36 grains d'émétique, huit jours après, les eaux de Balaruc, & ſel de Seignette, le tout ſans ſuccès. Le 9 de Juin, M. de la Tour, Receveur-Général des Finances, & Tréſorier de S. A. S. Monſeigneur le Comte de Charolois, m'apporta un Sachet de M. Arnoult, qu'il me fit attacher au col, deſcendant ſur la poitrine ; & depuis l'uſage exact que j'en ai fait, ma paralyſie s'eſt totalement diſſipée ; ce que je certiſie, à Paris, le 5 Août 1737. *Signé*, DESCOURTIS, Curé.

C'eſt moi, Monſieur, qui ayant pris bonne opinion des vertus ſpécifiques de votre Sachet anti-apoplectique, par la lecture des Obſervations de M. l'Abbé des Fontaines, portai M. Gaillac à en envoyer prendre un, & qui enſuite en ai fait venir par la même voie trois, pour M. Betille, pour M. le Secrétaire Garnier, & pour le Pere Tardivy, Obſervantin. Ce dernier, & M. Betille ont éprouvé la bonté du remede : le Moine, perclus depuis près de trois ans, a eu son bras & la jambe gauche en état de lui servir ; & ne croyant pas pouvoir vous faire plus de plaisir que de vous en envoyer le Certificat, je l'engageai de m'en donner un Dimanche dernier, que je fus à la campagne où est le monastere qu'il habite. Il fit plus que de me donner le Certificat, il me l'apporta à un grand quart de lieue de Provence, qui est la distance de la maison de campagne où j'étois, d'avec son Monastere, & ce fut à pied & tout seul. Pour M. Betille, il étoit dans l'accident, lorsque votre Sachet arriva. On le lui mit sur le champ, & deux heures après il revint à lui, & fort tranquille, comme avant son accident ; état dans lequel il se maintient depuis trois mois. J'ai l'honneur d'être, &c. *Signé*, GAUTIER DE VALABRE, Chevalier de Malte, à Marseille.

A Melle en Poitou, le 14 Avril 1742.

Vos Sachets contre l'Apoplexie sont en si grande réputation, que tous ceux qui le savent ont recours à vous. Votre Sachet a tant de vertu, qu'il sert aussi aux personnes qui sont attaquées du mal caduc ; c'est pourquoi j'ai recours à vous, Monsieur, pour vous prier de m'en envoyer un, pour une jeune fille de 14 ans, qui est attaquée de ce mauvais mal-caduc. Il y a dix-huit mois qu'un M. qui avoit un de vos Sachets, qu'il avoit pris chez vous, le donna à la mere de ce pauvre enfant, qui le lui mit au col, descendant sur l'estomac. Tant que le Sachet a duré, cet enfant n'a point eu de rechûte : mais il est arrivé que ce Sachet s'est consommé, & qu'il n'y a plus rien ;

depuis, cet enfant a eu plusieurs rechûtes, & très-violentes, de sorte que la mere de cet enfant souhaiteroit avoir un de vos Sachets. Envoyez-moi donc au plutôt un Sachet ; je vous remettrai 12 liv. par le Messager ; je suis, &c. *Signé*, VILLENEUVE DES BOIS.

Extrait d'une Lettre de M. Wiff, de Londres, du 20 Mai 1736, à M. de S. Amant, à Paris.

Le Spécifique du sieur Arnoult contre l'Apoplexie, fait ici tous les jours de nouveaux progrès, non-seulement sur les gens attaqués d'Apoplexie, mais sur ceux qui sont sujets aux vapeurs, même sur les Paralytiques. Ne devant rien craindre d'un pareil Topique, j'en ai conseillé l'usage à plusieurs personnes des deux sexes, attaquées de vapeurs, qui s'en sont trouvées guéries. Milord Korc, dont le fils, depuis plus de deux ans, sujet à tomber tous les mois en Apoplexie,& qui,après tous les remedes imaginables, avoit eu recours à un petit Sachet, pareil à celui du sieur Arnoult, & dont il n'avoit tiré aucun soulagement, ne fit que rire, lorsque je lui en conseillai l'usage. Cependant, voici ce qu'il me mande, mot pour mot : j'ai différé jusqu'à présent à vous parler du Spécifique que vous m'avez envoyé ; l'inutilité d'un pareil, dont j'avois fait faire usage à mon fils, me faisoit envisager le vôtre du même œil : mais les différentes guérisons que j'en ai apprises de toutes parts, m'ont enfin déterminé à l'éprouver & à en voir l'effet. Je doutois encore que ce Spécifique pût rien opérer sur mon fils, remarquant dans votre lettre que M. Arnoult ne donnoit ce remede que pour préserver contre toutes attaques d'Apoplexie. Au mois de Janvier dernier mon fils en fut si violemment attaqué, qu'il lui resta une paralysie sur toute la moitié du corps : sa paralysie regnoit aussi dans le cerveau, & lui avoit entiérement dérangé le bon sens. Dans cette extrêmité, je fis servir un des paquets que vous m'avez envoyés, & l'attachai au col de mon fils, au hasard qu'il en tirât quelqu'avantage. De jour en jour nous y avons trouvé une différence considérable ; le mouvement, avec la force, est revenu peu-à-peu dans les parties affligées ; enfin en moins de quinze jours il s'est trouvé dans son premier état. Mais, m'objecterez vous, aussi-tôt que mon fils fut guéri, je devois au moins vous en faire part. Avouons la dette, un petit reste du levain de Saint Thomas me tenoit : je voulois savoir s'il n'y auroit point de rechûte, voilà mon crime ; mais depuis cette derniere attaque, qui fut au commencement de Janvier, graces à Dieu, six mois & plus se sont écoulés, sans que mon fils ait eu aucun symptôme de ses accidens ; aussi ne resterions-nous pas un instant sans ledit remede, que je regarde comme le plus souverain de tous. Toute mon appréhension est que le sieur Arnoult ne meure avec un tel secret. Comme vous êtes à portée de voir le sieur Arnoult, faites-moi le plaisir de lui faire demander la recette de son remède, sous une reconnoissance, dont on pourroit convenir avec lui. Je vous envoie l'Extrait de cette lettre, avec d'autant plus de plaisir, qu'elle vous servira de réparation aux doutes de Milord Korc, sur les conseils que vous & moi lui avons si souvent donnés d'éprouver ce Spécifique sur M. son fils. *Signé*, WIFF,

Lettre de M. Gautier de Valabre, Chevalier de Malte : de Marſeille, le 22 Août 1742.

Depuis dix jours, je ſuis de retour dans cette Ville. J'ai reçu les nouveaux Certificats que vous m'avez envoyés, cette précaution n'étoit pas néçeſſaire pour cette Province, où rien n'a paru pour détruire votre remède ; mais au contraire, où des effets l'ont mis en état d'être regardé comme miraculeux : car le Pere Tardivy, Moine de Saint François, Obſervantin, va toujours de même, libre de tout ſon côté gauche, allant même ſans bâton, ayant perdu le ſien depuis un an, & perſonne n'ayant eu la charité de le lui remplacer. Il eſt ferme à préſent, & quitte de tous ſes accidens d'Apoplexie & de paralyſie, ſans avoir eu aucune rechûte depuis pluſieurs années, graces à votre Spécifique. M. Gerbier, ancien Maître de Mathématique dans cette ville, avoit eu vingt accidens d'Apoplexie, qui lui avoient perclu tout le corps, la langue, & aſſoupi l'eſprit : lorſqu'on lui eut fait venir votre Sachet, ainſi que je l'avois conſeillé à ſes amis, à peine l'eut-il mis ſur l'eſtomac, qu'il eut une circulation ſenſible du ſang dans la partie droite de ſon corps, où elle ne ſe ſentoit plus, & que lon appelloit morte, parce qu'elle n'avoit plus aucune ſenſibilité : ſa langue ſe délia ſenſiblement, ſa main s'ouvrit & devint libre à s'en ſervir, & ſon eſprit eſt capable de ſuivre une converſation ſérieuſe & familière, *Signé*, GAUTIER DE VALABRE.

M. Gaulard, Médecin ordinaire du Roi, s'explique ainſi dans une Conſultation du 12 Novembre 1748, donnée au ſujet de l'Epilepſie, après

après avoir indiqué les remedes ordinaires: » Pendant l'usage de tous les remedes, il en est » un, extérieurement appliqué, qui ne peut pro- » duire que des effets salutaires, dit-il ; c'est le » Sachet anti-apopleҫtique du sieur Arnoult, » qu'on pourroit aussi nommer anti-épilepti- » que : j'ai déja fait observer que l'Epilepsie dé- » généroit en Apoplexie, & cette raison seule » suffit pour ne pas négliger le Sachet. «

Signé, GAULARD, Médecin.

LETTRE de M. Rol, de Soleure en Suisse, du 8 Juillet 1741, écrite à M. Guldiman.

Notre respectable M. le Gouverneur de Molondin, que vous chérissez comme moi, fut touché hier matin de l'Apoplexie. Le prompt secours que M. le Brigadier de Vigier lui a donné, d'un Sachet de M. Arnoult, l'a tiré d'affaire, graces à Dieu, étant à présent hors de danger, ayant recouvert la parole & la connoissance qu'il avoit perdues. M. le Brigadier de Vigier, qui s'intéresse pour la santé de M. de Mollondin, ainsi que toute la Ville, vous prie très-instamment de m'envoyer par le premier courier, à mon adresse à Hunningue, huit Sachets du sieur Arnoult, avec l'imprimé signé de lui, pour M. de Mollondin ; j'espere que vous ferez toute la diligence possible, pour la conservation de notre illustre malade. J'ai l'honneur d'être, &c.

Signe, J. ROL.

Ce fait est confirmé par Madame de Mollondin même.

Son Altesse, Madame la Princesse Henriette de Nassau, écrit d'Arolsen au sieur Bourjot, Marchand à Paris, que deux personnes tombées en Apoplexie, ont été guéries par deux Sachets,

& cette Princesse en demande trois autres.

M. Roi, Trésorier de la Maréchaussée à la Rochelle, atteste que ce remede a parfaitement rétabli Mademoiselle Gueriteau d'une attaque d'Apoplexie, ainsi que Madame Conjaret, de la même ville, qui étoit à toute extrêmité, & qui a été guerie en deux jours.

M. de Ruelles, Médecin de la ville de Mons, marque qu'ayant une parfaite connoissance des bons effets de ce Spécifique, il prie le sieur Arnoult de lui en envoyer un, par lequel il aura la consolation de se voir délivré d'étourdissemens & vertiges dont il est accablé depuis long-temps, malgré ses soins & ceux de ses confreres.

Dans une Lettre suivante, M. de Ruelles s'explique ainsi : je rends justice à votre précieux remede, qui m'a guéri en fort peu de temps des vertiges & étourdissements fréquents, & fort rebelles, que j'ai essuyés long-temps, avant de le posséder. Mes soins & ceux de mes Confreres m'avoient été inutiles ; mais, graces à Dieu & à votre grand Spécifique, je jouis d'une santé parfaite depuis que je le porte. Envoyez-moi un Sachet pour moi, & un pour la sœur Auzaine, Religieuse pénitente de cette ville, qui a eu plusieurs attaques d'Apoplexie.

M. Fourcheut, Docteur en Médecine à Bagnols, Bas-Languedoc, mande qu'en conséquence de la guérison de deux malades, pour lesquels il a fait venir deux Sachets, il a encore recours à ce remède pour le Curé de Couneau.

LETTRE de Dom Joleau, Bénédictin de l'Ordre de Clugny, à la Charité-sur-Loire, du 9 Avril 1750.

J'ai été si content du Sachet que vous m'avez

envoyé, que je viens vous en faire de très-sinceres remercîments. J'avois essuyé plusieurs attaques d'Apoplexie très-violentes, avant que d'avoir votre Sachet, & même après avoir pris les Eaux de Bourbon l'Archambaut : mais depuis que je l'ai porté sur le creux de l'estomach, je puis dire & assurer que je me trouve bien mieux, & que les attaques ont cessé & disparu; ce que je ne puis attribuer qu'à votre Sachet. Je ne puis faire assez d'éloges de son efficacité vis-à-vis de moi : c'est ce qui m'engage à vous prier de m'en envoyer un nouveau, qui soit accompagné de votre signature, pour preuve certaine qu'il vient de vous. Je prie le Seigneur qu'il vous conserve de longues années, & suis, &c.

Signé, Dom JOLEAU, Bénédictin.

LETTRE de M. Roujoux, Curé de Fisme près de Rheims, du 18 Novembre 1756.

J'ai reçu votre Lettre du 28 du passé avec le Sachet anti-apoplectique. Vous ne m'avez pas trompé, en ne me donnant votre remède que contre l'Apoplexie; cependant j'en éprouve heureusement une vertu que vous ne lui attribuez pas. Depuis deux ans, j'avois des étourdissements de tête affreux, une surdité dans l'oreille droite, presque consommée, les yeux extraordinairement chargés. Depuis un an, une pituite visqueuse se glutinoit dans ma bouche comme de la colle, une toux seche des plus violentes & des plus opiniâtres, ne me donnoit de relâche ni jour ni nuit, une insomnie des plus tristes occupoit toutes mes heures de nuit, & le Laudanum n'y remédioit point : enfin mon visage étoit tombé en bouffissure, lorsque j'ai eu l'honneur de vous écrire. Mais, ô heureux phénomene ! maintenant tout cela a disparu, & je n'ai plus un seul de ces mauvais symptômes.

Mon asthme, parvenu au comble des plus étranges paroxismes, s'est enfin apprivoisé & radouci, & je n'ai pas essuyé un seul de ses accidens depuis l'application de votre Sachet. Dix à douze pipes que j'étois contraint de fumer, pour trouver quelque modération à mon mal, sont enfin réduites à deux. Il falloit continuellement me lever la nuit, & voici la huitieme que je dors tranquille, & sans être assujetti à cette gêne ; plus de sirops, plus de loochs, plus d'opiates ; tout est quitté, le Sachet est mon tout, le mal est devenu très-supportable. Je viens de dire une Messe en actions de graces d'une faveur aussi signalée de la part de Dieu, & aussi inattendue du côté du serpent d'Epidaure : mais le Sachet a transpiré prodigieusement, puisqu'il est réduit au tiers. Je vous prie, conséquemment au détail que je viens de vous faire, de garder ma Lettre, jusqu'à ce que dans quelques mois vous en puissiez faire usage.

Je vous demande, Monsieur, un second Sachet pour le nommé Pilloy, l'aîné, mon Paroissien, Huissier, actuellement paralytique de la langue & du bras droit, qui est hors d'état depuis trois à quatre mois de monter à cheval & de vaquer à ses fonctions. Vous en toucherez la valeur mardi prochain, par le coche de Rheims. J'ai fort à cœur la guérison de mon Paroissien ; si le Sachet fait son effet sur lui comme il l'a fait sur moi, nous ne nous en laisserons pas avoir disette dans ma Paroisse, les cas y échéant ; car tout le monde, qui est témoin de ce qu'il a opéré & de la promptitude de son action, en est étonné; & mon Chirurgien lui-même, qui m'avoit fort engagé à y avoir recours, est dans l'admiration. Je prétends bien lui donner vogue dans notre ville & ses environs, autant qu'il dépendra de moi. Dès aujourd'hui, je vous remercie, pour ce qui me concerne, en attendant que je vous remercie pour mes Paroissiens, dont la vie m'est extrêmement chere. J'ai l'honneur d'être, &c.

Signé, DE ROUJOUX, Curé de Fisme.

Autre du même Curé, en date du 29 Janvier 1757.

Votre Sachet me continue son effet, je n'ai pas eu un seul paroxisme de mon asthme, & l'ouie de l'oreille droite, que j'avois perdue durant plus de douze ans, continue toujours à être très-fine. J'ai cédé mon Sachet à une femme de ma Paroisse, pour une espece d'Apoplexie; &, selon toute apparence, il lui réussira, puisqu'ayant perdu la parole, l'espace de 24 heures, elle a commencé à prononcer quelques mots bien articulés, au bout de cinq quarts d'heures que je le lui ai fait appliquer: & à présent, autres 24 heures, elle commence à parler de suite. Il faut donc que vous ayez la bonté de m'en dépêcher deux autres par la poste. Je vous ferai tenir 24 livres par le Carrosse.

Mon homme, pour qui vous m'avez envoyé le dernier, n'est pas encore tout-à-fait guéri, parce qu'il s'est mis en campagne par les mauvais temps, & qu'il est ennemi de toute contrainte sur la boisson, & sur la façon de vivre. Cependant il est croyable qu'avec les beaux jours, il se tirera d'affaire. S'il n'est pas tout à fait dehors, c'eſt bien ſa faute, car il écrit bien de ſa main qui étoit paralytique, & porte au mieux ſa chaiſe où il veut, de cette même main; il n'a plus les viſcoſités qu'il avoit, il parle beaucoup mieux qu'il ne faiſoit, & il n'a plus qu'un reſte d'embarras & de difficulté. Au reſte, votre remède, tout ſpécifique qu'il eſt, ne garantit pas l'intempérance, ni les indigeſtions; & moi-même j'ai éprouvé que quand je me nourriſſois de quelque choſe d'indigeſte, cela me donnoit lieu de m'en repentir; à telle enſeigne que, pour m'être délecté de Saumon frais, j'en ai eu pour mon compte, pendant ſix ſemaines, ſans toutefois avoir mes anciens accès; car je vous le répete, je n'en ai pas eu un ſeul depuis que je porte votre Sachet. J'ai l'honneur d'être, &c.

Signé, DE ROUJOUX.

Autre du même Curé, du 7 Décembre 1757.

J'ai beſoin d'un Sachet pour un de mes voiſins, attaqué de l'aſthme comme je l'ai été. L'argent ſuivra de près. Celui que je porte continue de faire ſon effet; je dors bien, je vais le train ordinaire de la vie : gras & maigre, rien ne me nuit. Je voyage tous mes jours libres à pied, & ne fais pas moins de cinq à ſix lieues le jour, par monts & par vaux, & à travers champs, comme feroit un Chaſſeur. Mes poulmons ſe raſſurent, & mes forces vont en augmentant : J'ai un double intérêt aux effets qui peuvent ſortir de votre anti-apoplectique, celui de mes amis & le vôtre; & c'eſt en effet la plus grande ſatisfaction que puiſſent ſouhaiter ceux qui, comme vous & moi, demandent à être utiles. J'ai l'honneur d'être avec toute la plus vive reconnoissance, &c.

Signé, DE ROUJOUX.

Autre du même, du 24 Septembre 1757.

Votre dernier Sachet a produit son effet sur mon ami, pour qui je vous l'ai demandé; ce qui m'a fait prendre le parti d'aller trouver M. le Curé de Martigny, asthmatique. J'ai fait mes sept lieues à pied ce jour-là, & par cinq affreuses montagnes, sans le moindre ressentiment; & mon état est à présent, comme si je n'avois jamais eu d'asthme, ni surdité, ni vapeurs. Il me faut un Sachet pour M. de Martigny, que vous m'enverrez avec votre Dissertation: l'argent est parti par le Carrosse. J'ai l'honneur d'être votre, &c.

Signé, DE ROUJOUX.

Autre du même Curé, du 27 Décembre 1757.

Sur le vu de la présente, je vous prie de m'envoyer un de vos Sachets pour un de mes amis: je vous ferai toucher douze livres par le Carrosse; je suis, graces à Dieu, comme si jamais je n'avois eu d'asthme, & ma guérison tient ferme. Souffrez, Monsieur, que je vous fasse ici le vœu du nouvel an, en témoignage de ma reconnoissance, qui sera éternelle. J'ai l'honneur, &c.

Signé, DE ROUJOUX.

LETTRE de Madame de Quintin, du 24 Avril 1757.

J'ai reçu, Monsieur, le Sachet que vous m'avez fait le plaisir de m'envoyer. L'heureuse expérience que nous faisons de ce Spécifique, depuis plus de dix ans que mon pere s'en sert, nous donne en votre remède plus de confiance. L'effet que lui a fait ce nouveau Sachet nous a prouvé, ainsi que vous me le marquez, que celui qu'il avoit étoit trop vieux, n'y ayant plus que l'étoffe. La nature qui, depuis que ce Sachet s'étoit dissipé, étoit devenue dans un engourdissement terrible, ayant repris toutes ses forces, presqu'aussitôt qu'on lui a mis le neuf, il est, graces à Dieu, à présent très bien, & vous assure de ses devoirs. J'ai l'honneur d'être, avec beaucoup de reconnoissance, &c.

Signé, DE SOURVILLE.

Nous soussignés, Joseph Couturier de Fournoue, Prêtre, Docteur en Théologie, Comte de Brioude, Abbé de l'Abbaye Royale de Pibrac, & Grand Vicaire du Diocèse du Mans, & Antoine Couturier de Fournoue, Chevalier, Commissaire des Gardes du Corps du Roi, freres : certifions & attestons à tous ceux qu'il appartiendra, que feu M. de Fournoue notre pere, demeurant en la ville de Gueret, Capitale de la Province de la Marche, étoit né le 30 Octobre 1668; que le 30 Avril 1730, il fut attaqué d'Apoplexie, avec une paralysie sur la moitié du corps; qu'il se rendit aux Eaux des Monts-d'Or en Auvergne, où il guérit, de la douche qui lui fut donnée; que le Médecin des

Eaux des Monts d'Or lui conseilla l'usage du Sachet de M. Arnoult, dont il s'est servi jusqu'à son décès, arrivé le 4 Fevrier 1752, étant pour lors dans la quatre-vingt-quatrieme année de son âge, sans avoir jamais la moindre apparence de rechûte d'attaque d'Apoplexie: ce qui est connu de toute la Province de la Marche, & que nous certifions véritable. A Paris, le 19 Février 1758, &c.

Signé, DE FOURNOUE,
l'Abbé DE FOURNOUE.

M. l'Abbé Cotelle, Doyen de Saint-Martin d'Angers, par sa Letrre du 17 Février 1758, marque que les bons effets qu'a produits ce remède à Angers, sur ceux à qui il en a conseillé l'usage, lui valent quantité de visites & autant de remerciemens.

Monsieur Antoine Cellier, Changeur à Mont-Didier, par sa Lettre du 22 Février 1758, dit qu'un de ses amis, depuis six ans, fait usage de ce remède, sans avoir eu aucun ressentiment des attaques d'Apoplexie auxquelles il étoit très-sujet.

Monsieur Osaudin de Pouliquen près Guerande, par sa Lettre du 12 Février 1758, dit que depuis l'usage qu'il a fait de ce Spécifique, il est quitte de ses étourdissemens, & d'une espece de léthargie à laquelle il étoit très-sujet.

M. Douyere, Vicaire au Havre, par sa Lettre du 17; M. le Chevalier Herpin, à Luçon, par la sienne du 14 Février 1758, demandent un Sachet, & disent qu'il fera chez eux autant d'effet, qu'il en a fait chez plusieurs personnes de leur ville qui s'en louent, & qui en font un éloge étonnant,

M. Milfcent, Prieur de Mozon, près Ploërmel en Bretagne, par ſa Lettre du 19 Décembre 1757, dit qu'avant de faire uſage de ce remède, il avoit eu des vertiges & étourdiſſemens, dont il ne s'eſt plus reſſenti depuis, & que c'eſt un témoignage qu'il doit quant à lui.

M. Salmon de Courtemblay, Chanoine à Tours, M. de Lapenti, Chanoine à Ecoui, M. Berni, Feuillant à Rouen, M. Lores, de Mareuil en Berry, M. Leclerc, Tréſorier des Troupes à Orléans, M. Hemery, Préſident au Grenier à Sel de Doulens, M. Vagué, de Marſeille, M. Boullay, Receveur Général des Droits de l'Apanage d'Orléans, M. Guillard de Tréhem, Tréſorier des Etats d'Arras, & une infinité d'autres perſonnes de tous états & conditions, atteſtent qu'elles ont éprouvé ſur elles-mêmes, & ſur pluſieurs de leurs amis, les ſalutaires effets du Spécifique du ſieur Arnoult, ſans qu'il leur ſoit arrivé aucune rechûte depuis qu'elles s'en ſervent.

M. de Voïo, Lieutenant de la Louveterie de France à Verdun ſur Saône, par ſon certificat du 14 Mars 1758, atteſte qu'il a été ſujet l'eſpace de deux années à des vapeurs & des étourdiſſemens terribles, & preſque journaliers; que depuis deux ans qu'il fait uſage du Spécifique du ſieur Arnoult contre l'Apoplexie, il n'a plus reſſenti aucun de ces accidens, & ſe porte fort bien depuis.

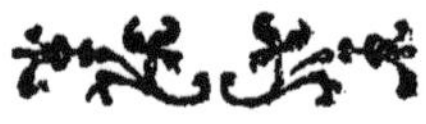

LETTRE de M. de Chamaillet, Docteur en Médecine, en date du 15 Janvier 1758, de Verdun sur Saône.

Votre remède anti-apoplectique, Monsieur, mérite non-seulement la confiance du Public, mais encore celle des Médecins : c'est le tribut qu'ils doivent aux Spécifiques, long-temps & constamment éprouvés ; c'est celui que je rends aujourd'hui au vôtre, en vous priant de m'en envoyer un, par la personne qui vous remettra ma Lettre. J'aurai sans doute plus d'une fois occasion de le faire valoir auprès de ceux qui me confient le soin de leur santé, & qui se trouveront comme moi dans des étourdissemens que je n'ai jusqu'ici que suspendu par les céphaliques, soutenus & précédés des remèdes généraux.

Ayez la bonté d'y joindre l'imprimé, signé de votre main, pour éviter le piege de ceux qui ont voulu décomposer & contrefaire votre admirable Topique. J'ai l'honneur d'être, avec beaucoup d'estime & de considération, votre, &c.

Signé, CHAMAILLET, Doct. en Médecine.

LETTRE de M. Lecomte, Médecin à Rethel-Mazarin, du 15 Septembre 1748.

Monsieur, j'ai beaucoup souffert de n'avoir pu répondre plutôt à la Lettre que vous m'avez fait l'honneur de m'écrire le 3 de ce mois ; & je vous envoie le certificat que vous me demandez. Le séjour que j'ai été obligé de faire chez plusieurs malades de la campagne, en est la cause: je vous l'envoie ci-joint, légalisé du Juge.

Il est vrai, Monsieur, que j'ai conseillé, il y a plus de dix ans, l'usage de votre Sachet anti-apoplectique. C'étoit moins, dans les premières années, pour guérir ou préserver de l'Apoplexie ou de la paralysie, que pour détourner, ou calmer les inquiétudes, & les craintes mortelles de rechûte, qu'ont toujours les malades qui ont eu le malheur d'être attaqués une fois de ces maladies. C'est que je ne voyois point du tout la relation qu'il peut y avoir entre votre Sachet appliqué sur la région de l'estomach, & la fluidité qu'il doit procurer au sang & à la lymphe, pour être un préservatif contre l'Apoplexie & la paralysie:

Cependant, après avoir observé que de tous ceux de ma connoissance qui avoient porté votre Sachet, aucun n'étoit retombé; & qu'au contraire, plusieurs de ceux qui n'en avoient point fait usage avoient eu une seconde & troisieme attaques, j'ai cru pouvoir conseiller ce remède comme un préservatif contre l'Apoplexie & contre la paralysie. Mais ne le seroit-il pas aussi contre d'autres maladies, causées par l'épaississement de la lymphe, & l'engorgement des vaisseaux capillaires? Car enfin, si ce remède guérit ou préserve, comme il est prouvé par l'expérience, il est certain qu'il ne le fait qu'en procurant aux liqueurs la fluidité, & aux parties fluides la flexibilité, qui leur sont nécessaires pour entretenir l'équilibre entre les parties. Or, combien de maladies, autres que l'Apoplexie & la paralysie, tirent leur source & leur origine du défaut de fluidité de sang, & du défaut de souplesse dans les fibres des vaisseaux qui les font mouvoir?

Mais je m'apperçois que je fais une Dissertation sur l'effet de votre remède : ce n'est cependant point là du tout mon dessein ; il n'est autre que de vous montrer la confiance que j'ai en votre Sachet. Elle est telle, que je le porte moi-même depuis deux ans, parce que je suis, plus qu'un autre, menacé de la maladie dont il guérit. Le Prieur Titulaire de l'Abbaye de Novy m'a rendu celui que son Procureur a pris chez vous dans le mois de Juin 1746, parce qu'il étoit à la veille d'aller à Paris, où il en a pris un autre chez vous. Consultez là-dessus votre Registre. Celui que je porte est considérablement diminué, probablement à cause des sueurs abondantes & fréquentes que j'ai été obligé d'essuyer dans les chaleurs de cet Eté. Je vous serai très-obligé de vouloir bien m'en envoyer un autre pour moi, & deux autres en même temps, l'un pour Madame Duclos, épouse de M. le Procureur du Roi de cette Election ; & l'autre pour M. Brossard de Saussereil. Vous aurez la bonté de les faire mettre tous trois au Carosse de Sédan pour Rethel, à mon adresse. Je vous ferai toucher les 36 liv. par un ami qui doit aller à Paris. Si le temps me le permet, je vous enverrai quelques notes que j'ai faites sur l'effet du Sachet, dans les différentes personnes qui le portent : & je serai toujours extrêmement flatté de contribuer à augmenter la réputation de votre Spécifique, & de vous prouver le parfait attachement avec lequel j'ai l'honneur d'être, Monsieur, votre très-humble & très-obeissant serviteur.

Signé, LECOMTE, Médecin à Rethel-Mazarin.

Je soussigné, Docteur en Médecine, & Médecin de la ville de Rethel-Mazarin, certifie que le 31 du mois dernier, je fus appellé à deux heures après-midi, chez Madame Billaudel de la Cressonniere, âgée de 75 ans, qui venoit d'être attaquée d'une Apoplexie bien caractérisée, avec la paralysie de la moitié du corps, du côté gauche; que je la fis saigner aussi-tot de la gorge, & qu'un quart d'heure après je lui fis prendre l'émétique; que dans l'opération de ce remède, une Dame, amie de la malade, lui apporta ce Sachet anti-apoplectique du sieur Arnoult, dont je lui avois conseillé l'usage, & qui étoit arrivé la veille de Paris; qu'un quart-d'heure après l'application de ce Topique, la malade ouvrit les yeux, reconnut les assistans, & articula quelques mots; & qu'enfin, en moins d'une heure & demie après, la parole & la connoissance revinrent, ainsi que le mouvement dans les membres paralytiques, au point que cette Dame se trouve actuellement, à quelques foiblesses près dans le bras & la jambe du côté gauche, aussi bien à tous égards, qu'elle étoit avant sa chûte. A Rethel-Mazarin, le 15 Septembre 1748.

Signé, LECOMTE, Médecin.

Ce certificat est légalisé du sieur Tiercelet, Subdélégué de l'Intendant, & Maire de la ville de Rethel-Mazazarin.

Lettre de M. de la Croix, Médecin à Bailleul en Flandres, du 24 Juillet 1749.

Monſieur, je vous prie de donner au Porteur quatre Sachets anti-apoplectiques. Il eſt chargé de vous remettre deux louis. Je plains nos gens du commun, & nos pauvres, qui n'ont pas le moyen de s'en ſervir; car depuis quinze ans que je pratique ici la Médecine, je n'ai vu aucune récidive à ceux qui en ont porté. Je ne doute aucunement de la vertu de vos Sachets, pour prévenir la récidive. Il eſt aſſez facile aux ignorans, mais très-difficile aux Savans, de donner une idée claire & méchanique de l'effet d'un Topique pareil, ſur les parties ſolides, & ſur les fluides du corps. Ce que j'ai appris, tant à Paris qu'en ce pays, ne m'a conduit qu'à une explication probable. Quoi qu'il en ſoit, je n'ai jamais donné dans les facultés occultes; mais quand la vertu d'un remède eſt reconnu, j'ai recours à l'axiome, *experientia rerum magiſtra*.

Je ſuis très-parfaitement, Monſieur, votre très-obéiſſant ſerviteur.

Signé, de Lacroix, Médecin.

Lettre à M. Arnoult, Auteur du Sachet anti-apoplectique, rue Quincampoix.

Quoique depuis trente années de pratique en Médecine, j'aie été convaincu des effets merveilleux des Topiques, que les ſuccès que j'en ai vus chez un nombre infini de mes malades, euſſent dû m'inſpirer de la confiance pour votre Spécifique, je n'ai cependant pu me déterminer un très-long-temps à ajouter foi aux applaudiſſemensqu'on lui donnoit dans le Public ; & telle peine que j'aie prise à faire des recherches & des raisonnemens pour guérir la méfiance que j'avois au dire de ceux qui me paroissoient partisans de votre Sachet, ils n'ont fait qu'augmenter mon incrédulité. C'est un aveu sincere que je vous fais ; mais vous allez voir, Monsieur, ce que l'expérience peut sur l'esprit des hommes, & que les Savans même soutiennent souvent l'erreur par les raisonnemens les plus plausibles, dans le moment que les événemens les en font revenir malgré eux.

C'est en l'année 1742 que je fus appellé à une catastrophe, qui me frappa pour la premiere fois. C'étoit M. Romples, ancien Notaire Royal, & Greffier de la Justice de la ville de Schlestat, attaqué d'une rude Apoplexie qui lui avoit laissé une paralysie de tout le côté gauche, qui fit demander mes conseils. Je conviens que par mes attentions, & la méthode curative conforme aux indications, mon malade revint, & les parties paralytiques reprirent leur mouvement ; mais peu de temps après, une rechûte plus violente ayant éludé tous les secours que la Médecine a pu fournir, & les symptômes étant devenus plus sérieux, on eut recours à votre Spécifique. Ce fut M. Fayole, Lieutenant Commandant l'Artillerie pour le Département de la Haute-Alsace qui en a toujours plusieurs chez lui pour le besoin, qui eut soin d'en faire appliquer un à mon malade. Ce Sachet ne resta pas long-temps sans effet, puisque, 24 heures après, mon malade revint, & que l'usage des sens internes & externes se remit ; bref, le malade se rétablit dans peu, & n'a eu depuis aucun ressentiment d'Apoplexie. Je vous avoue que cette premiere époque m'a été si sensible, que je me sentois dans le moment ébranlé dans mon incrédulité; je voulus cependant quelque chose de plus pour affermir la confiance que je sentois naître, & je n'eus pas beaucoup de peine à me satisfaire, puisqu'en 1744 il se présenta un nouveau prodige en la personne de feu M. Souillard du, Chesnay, vivant Lieutenant de Roi, Commandant dans la susdite ville de Schlestat. Ce Commandant, attaqué d'Apoplexie accompagnée de tous les symptômes les plus sérieux, fut traité avec toute l'attention imaginable; mais, malgré des soins extraordinaires, le malade resta toujours dans le même état. Son pouls étoit dur & gêné; l'assoupissement léthargique continuel, la peau seche & ardente; en un mot, nul changement en mieux. On eut recours à votre Spécifique qu'on lui appliqua. Ce Sachet fit de suite un effet si sensible, qu'au bout de deux heures le malade commença à parler librement, & à connoître tout le monde; le pouls devint dégagé, & reprit son battement naturel, tout le corps commença à transpirer avec succès, & le Médecin ordinaire convint lui-même que son malade étoit hors de danger; en effet, il le fut au moins jusqu'à deux heures après midi, temps auquel arriva un Médecin étranger, lequel, après avoir vu ledit Sachet au col du malade, le fit ôter, disant avec mépris que l'on n'en avoit pas besoin, apparemment dans la vue d'attribuer toute la victoire à ses soins seuls. Mais quelle étrange catastrophe! le malade ne fut pas sitôt dépourvu de son Sachet, qu'il retomba dans les symptômes les plus affreux, & mourut le lendemain; accident sinistre, qui fut prédit dans le moment qu'on avoit ôté le Sachet au malade.

Ce deuxieme accident arrivé sous mes yeux, me frappa trop, pour ne pas effacer tout mon scrupule & animer ma confiance.

Je pris le parti de faire moi-même usage de votre Spécifique en la même année 1744, le 10 de Juillet, pour me garantir des vertiges & étourdissements, dont je me sentois extrêmement affligé depuis près de dix ans, au point de ne pouvoir souvent continuer mes occupations. Je demandai un Sachet à M. de Fayole, je l'appliquai; & j'ose assurer en honnête homme, qu'en moins de quinze jours je m'en sentis soulagé, & cela dans les six premieres semaines, & depuis totalement délivré.

Pour le coup, je suis partisan de votre Spécifique; je le prône & je le divulge avec justice dans la Province d'Alsace, & même de l'autre côté du Rhin.

Il est arrivé en 1744, le 15 d'Août, que le nommé Jean Moërlé, Bourgeois, habitant à Ricguel en Brisgaw, âgé de soixante ans, attaqué d'Apoplexie, me fit consulter sur une espece d'aphonie & de paralysie de la langue qui lui resta de son Apoplexie, malgré mille sortes de remedes qu'il s'étoit fait appliquer. Je n'eus dans le moment aucun recours aux regles de la Médecine, dans l'intention de voir une nouvelle merveille du Sachet anti-apoplectique. Je lui en envoyai un, on le lui appliqua, & au bout d'un mois on vint m'avertir que le malade parloit déja assez distinctement, que sa langue n'étoit plus si épaisse, ni si inflexible, & que le malade sentoit d'avance sa guérison. Il vint effectivement, le 10 Novembre ensuivant, me voir lui-même, bien portant, parlant dans la perfection, & ne se ressentant plus d'aucune incommodité. Sa ſeule peine étoit de voir diminuer & fondre ſon Sachet, & qu'il craignoit de mourir ſi le Sachet diminuoit en entier. Je le guéris de ſa frayeur en lui donnant un autre Sachet qu'il porte actuellement, avec le même ſujet de réjouiſſance d'une bonne ſanté. J'ai eu la ſatisfaction de le voir au mois de Juillet de la préſente année 1750, temps auquel je paſſois à Ricguel, pour aller voir Mademoiſelle la Baronne Dominique à Heimbach, qui y étoit dangereuſement malade. Le pauvre homme me fit mille careſſes & remerciments de lui avoir procuré un Sachet, dont il a tiré un effet auſſi diſtingué.

En l'année 1748, le 15 d'Avril, je fus mandé à Dambach, petite ville à deux lieues de Schleſtat, pour ſecourir la femme du nommé Salomon Levy, Juive de ladite Communauté, attaquée d'une Apoplexie très-forte, dans une léthargie continuelle, & ſans ſentiment. Ni ſaignée, ni émétique, ni véſicatoires, ne purent jamais la réveiller. Elle reſta dans cet état pitoyable trois jours conſécutifs. Le quatrieme, à neuf heures du matin, je lui fis appliquer le Sachet anti-apoplectique. J'affectai de reſter quelques heures pour voir ſon effet, & je vis en effet que la malade commençoit à tranſpirer vers une heure après midi. Cette petite criſe m'engagea à paſſer le jour avec elle, & je m'apperçus, vers les quatre heures du ſoir, que la malade revenoit de ſa ſomnolence. Elle commençoit à bégayer & à indiquer ſes douleurs ; le mouvement des bras revint ; tous ces effets me firent eſpérer, & me déterminerent à la quitter, après lui avoir fait appliquer un lavement laxatif pour la débarraſſer des matieres grossieres dont le canal intestinal me parut encore chargé. Le lendemain j'appris, par un exprès, que la malade parloit & s'énonçoit parfaitement, qu'elle remuoit bras & jambes, & ne se plaignoit que de foiblesse & d'abattement; enfin successivement elle reprit sa santé & se porte actuellement au mieux, sans le secours d'autre médecine que d'une prise de pilules hydragogues que je lui fais prendre de trois mois en trois mois; mais elle ne quitte pas son Sachet anti-apoplectique. Bien des personnes instruites des effets merveilleux de votre Spécifique, ont eu recours à moi depuis, pour m'en demander, particulierement en la présente année. J'en ai fait venir vingt-six.

Parmi les personnes susdites, j'ai observé que le sieur Prouggruer, Officier des mines de Sainte-Marie aux Mines, homme de 70 ans, hors d'état de monter à cheval, par rapport aux vertiges continuels & aux foiblesses fréquentes dont il étoit attaqué, se trouve depuis le mois de Juillet dernier, jour de l'application du Sachet, tellement soulagé de ses vertiges, qu'il a monté, depuis, plus de vingt fois à cheval, sans s'incommoder. Il est venu me voir à Schlestat le 5 d'Octobre dernier, & m'a assuré que dans les trois premieres semaines de l'application du Sachet anti-apoplectique, il commençoit à se sentir assez ferme à monter à cheval, & que depuis il se sentoit mieux de jour en jour, & n'avoit plus eu aucune foiblesse; que malgré son âge, il se sentoit plus de force & de fermeté dans les jambes, qu'à l'âge de 58 ans. Il faut en vérité que votre Spécifique soit un excellent divisant, puisque tous les maux provenants d'épaississement, & de la stase des liqueurs, sont obligés de lui céder. Vous verrez, Monsieur, par la liste ci-jointe, à qui les vingt-six Sachets que je vous avois demandés ont été donnés : vous pouvez, suivant votre usage, les enregistrer sur votre Livre. J'ai l'honneur d'être avec une très-parfaite considération,

MONSIEUR,

Votre très-humble & très-obéissant serviteur, *Signé*, FELS, Médecin, & Bourguemestre de la ville de Schlestat.

A Schlestat, le 18 Novembre 1750.

Autre LETTRE *de M. Fels, Docteur en Médecine, du* 4 *Octobre* 1757.

Je ne puis me dispenser de vous faire part d'un nouveau prodige qu'a produit un de vos Sachets, le 17 Juillet dernier, sur Antoine Wolfer, Bourgeois à la Fleur, à Epffig, Bourg à deux lieues de Schlestat. Cet homme attaqué d'une Apoplexie très-forte, fut traité avec toute la circonspection possible ; mais, malgré tous les remedes imaginables, il lui resta une paralysie des deux bras & des deux jambes, ainsi qu'une aphonie à ne pouvoir articuler une seule parole. On eut recours à moi ; je lui fis mettre aussitôt un de vos Sachets. De suite son effet fut si prompt, que le cinquieme jour les mouvemens des parties paralytiques revinrent, le malade commença à se servir des bras & des jambes, la parole revint, il se fit entendre, & depuis il parle en perfection. Cet effet a fait du bruit, & l'on admire avec étonnement une opération aussi merveilleuse de votre remède. Je suis, &c.

Signé, FELS, D. M.

Autre LETTRE *de M. Fels, Docteur en Médecine, du 28 Février 1753.*

Vous trouverez ci-joint les noms, qualités & demeures de ceux pour qui étoient destinés les vingt-quatre derniers Sachets que vous m'avez envoyés, & vous pouvez les enregistrer sur votre Livre. Vous en trouverez un que j'ai donné au R. P. Ursan, Capucin, Aumônier de l'Hôpital Militaire du Neuf Brissac, attaqué d'Apoplexie. On me l'a demandé *gratis*, & par charité; je l'ai fait sous votre approbation, & vous en trouverez un Certificat qui vous accusera cette charité, & en même temps le merveilleux effet de votre Spécifique.

CERTIFICAT.

Je soussigné, certifie que M. Fels, Docteur en Médecine, & Bourguemestre de la ville de Schelestat, m'a remis par charité, un Sachet anti-apoplectique de M. Arnoult, pour le R. P. Ursan, Prédicateur & Aumônier de l'Hôpital Royal & Militaire du Neuf-Brissac, attaqué d'Apoplexie suivie d'une paralysie de tout le côté droit, lequel Sachet a eu un effet merveilleux. Nous prierons le Seigneur pour la conservation de la santé de M. Arnoult. Fait au Neuf-Brissac le 10 Novembre 1751.

Signé, F. THADÉE, Capucin, Prédicateur,

LETTRE *de M. le Mercier, Docteur en Médecine, ancien Médecin des Hôpitaux Militaires, écrite à M. Arnoult, de Laval, en date du 19 Avril 1754.*

Votre Sachet n'étoit point connu en cette ville; &, par une prévention ordinaire à l'ignorance ou à la jalousie, les Médecins de cette ville, avec lesquels j'ai l'honneur de consulter quelquefois, s'efforçoient de le décrier. J'ai acquis quelque réputation de Médecine, & M. Pannetier, Juge de Police, m'a engagé à lui faire un raisonnement suivi sur l'Apoplexie, relativement au Sachet. Je vous envoie cette piece, elle vous garantira ma confiance en votre remede; on a pris la peine de la faire copier dans différentes Maisons. Je suis à l'instar d'un Missionnaire, qui détruit les hérésies & convertit les Hérésiarques.

Signé, LE MERCIER.

De toutes les maladies auxquelles la condition humaine est soumise, la plus redoutable, sans doute, celle qui trompe le savoir médical, qui fait rougir le Praticien le plus consommé, c'est l'Apoplexie. Il y en a de deux especes, qu'il est important de bien distinguer, puisque le traitement doit varier, & que la méprise seroit d'autant plus funeste, qu'elle seroit suivie de la mort du malade.

L'une est sanguine, l'autre est séreuse & humorale. Les signes, qui annoncent le plus souvent cette cruelle maladie, sont l'engourdissement, la lassitude; le tremblement dans les articulations, le vertige, la pesanteur de tête l'assoupissement, des sensations douloureuses, mais vagues, à l'occiput ou derriere la tête.

Le tintement d'oreille, ou des bruits sourds & momentanés dans cette partie, des éblouissemens ou suffusions, la perte de mémoire, les chûtes imprévues & sans cause, la respiration difficile, la dilatation des prunelles des yeux, la couleur rouge & foncée du visage, le battement violent des arteres temporales : ces signes se trouvent rarement tous ensemble, mais la fréquence de quelques-uns doit déterminer à se précautionner.

Ceux qui y sont les plus exposés, sont les tempéramens sanguins & les pléthoriques, qui vivent dans une abondance dangereuse à proportion des excès où elle les plonge, qui négligent les évacuations artificielles contractées par l'habitude, telles que les saignées du Printemps ou de l'Automne, les purgations, &c. Cette maladie est aussi causée par la suppression d'un écoulement hémorrhoïdal, par la cessation de quelques hémorrhagies critiques ; & dans le sexe, par celle du flux menstrual.

L'épaississement, ou coagulation du sang, cause des dilatations dans les vaisseaux, d'où résulte une Apoplexie ; elle sera aussi produite par l'épanchement du sang, en conséquence de la rupture de quelques vaisseaux dans la substance du cerveau sur le plexus choroïde qui comprimant l'origine des nerfs, supprime le mouvement & le sentiment dans toute l'habitude du corps.

Nous ne dirons rien des remedes qu'emploie la Médecine de routine ; nous désirerions fort qu'ils fissent à l'Art tout l'honneur qu'il reçoit dans d'autres maladies. Nous observerons seulement

lement que les cures les plus heureuſes de la Médecine, dans ce genre de maladie, ſe terminent communément à laiſſer languir le Malade dans une paralyſie qui le prépare à la mort.

Seroit il donc vrai qu'il ne reſtât nul eſpoir à la vie, pour ceux qui ſubiſſent l'Apoplexie? Cette dangereuſe maladie ſeroit elle l'écueil de la Médecine? Oui, & non,

Dans la pratique ordinaire, l'affirmative a lieu: Dans les recherches & les routes ignorées du Peuple Médecin, la négative ſe manifeſte.

Le Sachet anti-apoplectique du ſieur Arnoult eſt le Spécifique unique, invariable & certain, contre les accidens & les ſuites de l'Apoplexie. Tous ceux qu'une prévoyance ſalutaire décide à le porter, ont, ce me ſemble, un cautionnement phyſique contre cette maladie. Inutilement-a-ton fait des recherchespour conſtater un ſeul malade péri d'Apoplexie depuis l'an 1700, étant muni du Sachet? je dis muni du Sachet du ſieur Arnoult, car qui eſt-ce qui ignore qu'il eſt contrefait de toutes parts?

Quel aveuglement ne ſeroit-ce pas que de ſe priver d'un auſſi précieux reméde, qui n'entraîne après lui nul de ces dégoûts, de ces inconvénients, multipliés dans la pratique médicinale? Ici c'eſt un topique, un amulette, qui exerce énigmatiquement ſon action ſur le corps, qui préſente à l'eſprit autant de ſurpriſe, que ſon compoſé donne aux Phyſiciens d'incertitude ſur ſon eſpece.

Tout eſt miracle, tout ſe transforme en prodige aux yeux du vulgaire, l'homme éclairé n'en connoît que peu ou point.

Le compoſé du Sachet anti-apoplectique opere ſans doute l'exaltation des ſels les plus volatils;

on a lieu de le présumer, puisqu'étant exposé à l'air, il s'évapore entierement. Les corps humides, & qui suent beaucoup, le fondent assez promptement, & ceux d'une constitution seche le portent plus longtemps.

Ce principe posé, on demande comment ce Topique peut agir sur la masse des liqueurs, pour empêcher l'accès ou le paroxisme de l'Apoplexie.

Réponse. Le Sachet du sieur Arnoult est composé de principes très actifs, qui se volatilisent aisément, qui, se dégagent peu à peu des autres parties qui les enchaînent, pénetrent dans l'intérieur des vaisseaux, portent leur action sur les liqueurs qu'ils divisent & dont il rétablissent le cours.

Pour comprendre cette possibilité, il faut observer que la chaleur interne des corps vivants ouvre, dilate les pores cutanés : la vapeur qui exsude de l'extrémité de chacun des vaisseaux pénetre les envelopes du Sachet, s'incorpore dans son composé, l'ébranle, le met en mouvement; & l'attraction agissant continuellement, opere une circulation de sels volatils dans le sang, & rétablit sa fluidité.

Signé, LE MERCIER, Médecin.

Ces Lettres pourroient donner lieu à bien des réflexions; mais elles se présentent si naturellement, que j'allongerois inutilement celle-ci, qui n'est déjà que trop longue, en les faisant. Je ne puis pourtant m'empêcher de remarquer que M. de Lacroix est dans l'erreur, en s'imaginant que les Pauvres ne peuvent profiter de l'avantage du Sachet anti-apoplectique, faute d'être en état de le payer : le sieur Arnoult ſe fera toujours un devoir de le leur donner *gratis*, pourvu que leur pauvreté ſoit bien conſtatée; &, indépendamment de toutes les preuves que le Sr. Arnoult pourroit rapporter qu'il ne s'écarte pas de cette conduite, vous en avez une concluante dans la lettre de M. Thuyart, Médecin de Sens, qui eſt rapportée ci-devant.

Je me ferai un plaiſir de répondre, en toute occaſion, aux doutes que vous, ou d'autres, pourrez me propoſer ſur cette matiere. Heureux ſi ma capacité répondoit au zele & à l'attachement avec lequel je ſuis, &c.

P. S. Je comptois terminer ma Lettre par celle que je viens de vous rapporter; mais il m'eſt tombé entre les mains une piece importante, que je ne puis m'empêcher de vous communiquer. C'eſt un Certificat, délivré au ſieur Arnoult par M. le premier Médecin du Roi. Voici ce qui y a donné lieu.

La Demoiſelle Rodeſſe cherchoit à accréditer par le nom de Veuve d'un ſieur Arnoult, un Sachet anti-apoplectique, qu'elle prétendoit être le même que celui que le ſieur Arnoult diſtribue depuis 1700, tant par ſon pere que par lui-même, avec des ſuccès qui ne ſe ſont jamais démentis, puiſqu'on n'a jamais pu prouver qu'aucun Apoplectique ait eu une rechûte en le portant; au lieu qu'on a nombre d'exemples connus de toute la Cour, que celui de la Demoiſelle Rodeſſe n'empêche pas les retours de cette maladie. On verra d'ailleurs par le Certificat ci-joint, que celui de la Demoiſelle Rodeſſe eſt compoſé différemment de celui du Sr. Arnoult. Il eſt donc évident qu'on n'a pas droit d'en attendre les mêmes effets. Il y a, à la date de cette Lettre, dix huit ans que le ſieur Louis Arnoult, par ordre de M. le Cardinal de Fleury, a dépoſé la préparation de ce remede entre les mains de M. Chicoyneau, premier Médecin du Roi. Il ne prévoyoit certainement point dans ce temps-là qu'on dût troubler la poſſeſſion paiſible où il étoit de vendre *ſeul* ce remède, dont il a *ſeul* la véritable préparation. Si le dépôt que le ſieur Arnoult a fait du ſien étoit poſtérieur à ſon procès avec la demoiſelle Rodeſſe, on pourroit ſoupçonner la fidélité de la préparation qu'il a dépoſée; mais pouvoit-il deviner dix-huit ans auparavant, qu'il tireroit de ce dépôt un argument victorieux pour prouver qu'il eſt l'unique, le *ſeul* poſſeſſeur du remede qu'il tient de la reconnoiſſance de ſon Pere?

Voici la copie du Certificat de M. Chicoyneau, premier Médecin du Roi.

SUR ce qui nous a été repréſenté par le ſieur Arnoult, Marchand Droguiſte, que la conteſtation entre lui & la demoiſelle Rodeſſe étoit renvoyée par le Conſeil devant les Juges à qui il appartiendra d'en connoître, & qu'il auroit beſoin de la déciſion que nous avons déjà donnée au Conſeil du Roi touchant la qualité & différence des deux remedes, ou Sachet, pour préſerver ou guérir de l'Apoplexie, dont ils diſent être en poſſeſſion: Nous ſouſſigné, Conſeiller d'Etat & Premier Médecin du Roi, certifions que nous étant fait repréſenter la compoſition du Sachet anti-apoplectique de la femme du ſieur Rodeſſe, pour la confronter avec celle qui nous avoit été dépoſée par le ſieur Arnoult,

Marchand Droguiste à Paris, il y a environ seize ans, cette représentation ayant été ordonnée conséquemment par Messieurs du Conseil, pour avoir notre avis sur la parité ou disparité des deux Sachets : nous avons vu que celui de la Demoiselle Rodesse ne renfermoit que trois des drogues qui entrent dans la préparation de celui du Sr. Arnoult, & que les cinq de plus, qui entrent dans la composition de ce dernier, ne peuvent qu'augmenter notablement son efficacité, qui est d'ailleurs établie par la représentation des originaux des Certificats des personnes les plus éminentes en dignité, & sur-tout par les attestations des Maîtres de la Profession très-éclairés & d'une réputation bien établie; tandis qu'il ne nous en a été exhibé aucun de la part de ladite Demoiselle Rodesse, qui ne distribue son Sachet que depuis très-peu de temps, & qu'il est de notre connoissance que le sieur Arnoult débite le sien depuis une vingtaine d'années, sans que sa réputation ou distribution ait souffert la moindre diminution : en foi de quoi nous avons délivré le présent Certificat. A Versailles, ce 26 Avril 1750.

Signé, CHICOYNEAU.

Cette prétention si vaine de la veuve Rodesse a été renouvellée en dernier lieu, par le sieur Claude Arnoult Brasseur, son frere. Il a cherché à accréditer un faux Sachet anti apoplectique, qu'il a prétendu être le même que celui du sieur Louis Arnoult; mais qui, de son propre aveu, n'est autre chose que celui de la veuve Rodesse. Il a fait tous ses efforts au Conseil du Roi, pour se faire autoriser à vendre ce prétendu Sachet, concurremment avec le sieur Louis Arnoult

Le Roi, toujours attaché à la conſervation de ſes Sujets, & attentif à prévenir toute entrepriſe qui pourroit leur nuire, a fait examiner l'affaire en ſon Conſeil; &, ſur l'avis de M. DE SENAC, Conſeiller d'Etat, & premier Médecin de Sa Majeſté, conforme à celui de feu M. Chicoyneau, ſon prédéceſſeur, il a été rendu, le 30 Janvier 1766, un ſecond Arrêt du Conſeil, qui déclare Claude Arnoult non recevable & mal fondé dans toutes ſes demandes.

Le ſieur Louis Arnoult eſt par conſéquent confirmé & maintenu, par deux Arrêts ſolemnels, dans le droit de compoſer & de débiter ſeul le vrai ſecret contre l'Apoplexie, celui de la veuve Rodeſſe & de Claude Arnoult étant reconnu abuſif, de nul effet & ſans aucune autoriſation.

Pour la ſûreté du Public, & pour éviter tout abus, le ſieur Louis Arnoult répete qu'il n'a commis & ne commettra jamais perſonne ni à Paris, ni en Province, pour la diſtribution de ſon remede, qui ne ſe fera que chez lui, rue *Quincampoix*, à Paris. Il l'accompagnera toujours d'un Imprimé, ſigné de ſa main, ſans lequel on ne doit ajouter aucune foi à un remede quelconque que l'on préſenteroit comme le ſien.

Voici encore quelques nouveaux Certificats, qui lui ſont parvenus depuis peu, & qui, joints à tant d'autres rapportés dans le cours de cette Lettre, doivent convaincre les plus incrédules.

LETTRE de M. Tartonne, Médecin à Salons, en Provence.

L'heureux uſage que je vois faire tous les jours de votre Sachet préſervatif de l'Apoplexie, m'a déterminé à le conſeiller à une perſonne dont l'attaque lui a laiſſé la langue liée, perclus tout le côté gauche, & affecté de maniere qu'elle porte viſiblement le ſceau de quelque prochaine rechûte d'Apoplexie.

Signé, TARTONNE, Médecin.

M. Waldruche, Médecin à Joinville, par ſa lettre du 8 Juin 1773, à M. Arnoult, s'explique ainſi : Je vous ſupplie de donner à M. de Tubermont, à l'ordinaire, le Sachet par lequel j'exiſte depuis cinq ans, n'ayant eu aucun retour ni reſſentiment de la terrible apoplexie & paralyſie dont je fus frappé ; c'eſt à votre précieux remede à qui j'en ſuis redevable.

Signé, Waldruche, Médecin.

M. Tartonne, Médecin à Salons en Provence, du 22 Novembre 1773, marque qu'après avoir éprouvé ſur pluſieurs perſonnes les heureux effets de ſon ſpécifique contre l'apoplexie ; il le prie de lui en envoyer deux pour une Religieuſe dont la jambe gauche refuſoit le ſervice, qu'elle eſt dans un état menaçant, & qui fait craindre avec fondement une atteinte funeſte d'une maladie de famille.

Signé TARTONNE, Médecin.

M. Serre, Maître en Chirurgie de Vaux, M. de Tourbe, Coadjuteur, atteſtent que Jean-Baptiſte de Camp, aſſiſté de ſa paroiſſe, tomba il y a trois ans en apoplexie & paraliſie de la moitié de ſon corps ; que depuis trois ans qu'il porte le Sachet du ſieur Arnoult, il n'a eu aucune rechûte, qu'il eſt très-bien portant & en état de travailler.

M. Simon de Bercy, Seigneur de Bercy,

atteste que son pere, après plusieurs attaques d'Apoplexie, a vécu jusqu'à quatre-vingt-dix ans, sans aucune rechûte.

Madame Barreau, Conseillere à Châlons, atteste qu'étant paralisée, la bouche tournée & le bras paralisé, & ayant fait usage du Sachet, en huit jours d'usage elle s'est trouvée de mieux en mieux, & se porte bien présentement.

M. Serpes Descordal, Chevalier de Saint Louis, Capitaine de Cavalerie, de Ville-sur-Terre, près Bar sur Aube, en date du 29 Novembre 1773, dit qu'après une rude Apoplexie, il porte le Sachet depuis le mois de Janvier, qu'il ne peut que se louer de ses effets; que depuis ce temps il n'a ressenti aucuns avant-coureurs de rechûte, qui le faisoit trembler auparavant, & redemande promptement un nouveau *Sachet*.

M. Waldruche, Médecin à Joinville, par sa lettre du 13 Mai 1774, marque ce qui suit :

Tant que je vivrai, je vous importunerai, au moins une fois par an, en vous demandant le petit Sachet anti-apoplectique, auquel j'ai l'obligation d'exister depuis six ans, sans avoir eu le moindre ressentiment de la terrible Apoplexie dont je fus frappé avec Emiplégie, & dont, à plus de soixante-sept, je n'ai pas eu la moindre apparence de rechûte. Madame de Tubermont, présentement à Paris, voudra bien me rapporter ce trésor de votre part. Je vous demande en grace de le lui donner.

Signé, WALDRUCHE, Médecin.

M. Louis Beke, Négociant à Ypres, atteste que son pere, âgé de 65 ans, eut, pendant six mois, plusieurs attaques d'Apoplexie; que depuis qu'il porte le Spécifique du sieur Arnoult, il n'a eu aucun ſymptome; & ſe porte bien : qu'une femme, de la même ville, tomba en Apoplexie & Paralyſie ſur toute la moitié du corps: que les Médecins lui donnerent tous les remedes uſités, ſans ſuccès; qu'il lui envoya le Sachet, qui la rétablit parfaitement.

Envoyez-moi un Sachet anti-apoplectique, pour M. le Baron Darcelot; il en a fait uſage depuis un très-longtemps, à ſa grande ſatisfaction, & d'après le conſeil de M. le Comte, Médecin de cette Ville. Je me fais un plaiſir de vous certifier que depuis qu'il le porte, il n'a encore reſſenti aucune atteinte de maladie ſoporeuſe, quoiqu'il ſemble que ſon grand âge, ſon genre de vie ſolitaire & retiré, ſon tempérament flegmatique, ſoient des cauſes prédiſponantes de cette maladie. *Signé*, LE FEBVRE, Médecin à Rethel-Mazarin.

Envoyez-moi deux Sachets, le plutôt que vous pourrez, l'un pour moi, l'autre pour M. Tuizet, Maître des Comptes à Dijon, qui ſe trouve dans le même état où j'étois avant l'uſage de votre divin remede : plus de vapeurs, plus d'étourdiſſements; je me porte on ne peut pas mieux; & je dois ma ſanté à votre Sachet depuis neuf ans. *Signé*, DE VOYO, Lieutenant de la Louveterie de France, à Verdun-ſur-Saône.

Il y a pluſieurs années que je fais uſage de votre Sachet, & ſon éloge à tous ceux qui ont eu quelques attaques d'Apoplexie, ou qui en ſont menacés, ſans qu'aucun ait lieu de regretter l'emplette qu'il en a faite; pluſieurs étant morts de toute autre maladie que de l'Apoplexie, quoiqu'ils euſſent eu pluſieurs attaques d'Apoplexie, avec Paralyſie : mais vous ne ſoupçonnez pas qu'il ſoit efficace pour l'Epilepſie, ſuivant l'épreuve que j'en ai faite ſur deux perſonnes, dont l'une eſt mon homme d'affaires, nommé Mercier, demeurant chez moi, âgé de 54 ans, qui, depuis ſix ans, en étoit atteint avec un progrès conſidérable annuellement, puiſque les accidens ſe répétoient pluſieurs fois de ſuite, ſans que les ſaignées exceſſives, & tous les remedes des Médecins des villes voiſines, ainſi que ceux des Empiriques auxquels il ſe livroit, aient pu en modérer les paroxiſmes, qui le mettoient dans un état affreux, ſoit par la couleur violette, ſoit par le déplacement des yeux & de la bouche, le tremblement d'un bras ou d'une jambe, le racourciſſement & l'inflexibilité d'un autre, ſuivis de la perte de la mémoire, & de la connoiſſance pendant quelques heures, plus ou moins, deux ou trois fois par jour, & en dernier lieu pendant une ſemaine; après quoi, lui ayant tiré peut-être un ſeau de ſang, étant très-robuſte, les Médecins avoient d'abord attribué ſon mal au ver ſolitaire, & l'avoient traité en conſéquence; mais en dernier lieu, ils s'étoient réunis à le caractériſer d'Epilepſie extraordinaire, & lui preſcrivirent les remedes convenables; cependant le mal empiroit toujours. Dans cet état, ſuppoſant qu'il y avoit de l'analogie entre les cauſes qui produiſent l'Apoplexie & l'Epilepſie, je lui mis un de vos Sachets, dont j'ai toujours proviſion; & depuis dix-huit mois qu'il le porte, il n'a pas eu le moindre accident. J'ai remis un autre Sachet à un de mes voiſins, attaqué auſſi d'Epilepſie depuis pluſieurs années, qui, depuis, n'a pas eu de rechûte : les accidens étoient pareils à ceux de mon homme d'affaires. Envoyez-moi au plutôt quatre Sachets; ci-joint, Lettre de change de 48 liv. En attendant, je vous invite à répéter mon épreuve ſur pluſieurs ſujets épileptiques, parce que l'effet de votre Topique étant bien conſtaté à cet égard, ce ſera la plus grande découverte en Médecine qu'on ait faite juſqu'à préſent, & qui vous procurera l'immortalité. *Signé*, le Chevalier DE MONS DE SAVASSE, Commandeur de l'Aumuſſe, & de Belle-Combe. A l'Aumuſſe, près Mâcon.

Une perſonne attaquée du mal caduc, s'eſt aviſée de porter votre Sachet anti-apoplectique : cette épreuve lui a réuſſi ; & elle aſſure que depuis trois ans, elle n'a eſſuyé aucun accès de ſa maladie. Une perſonne de ma connoiſſance, inſtruite de cette expérience, ſujette au même mal d'Epilepſie, depuis environ quatre ans, en veut faire uſage : envoyez-moi un Sachet auſſitôt. *Signé* GENETET, Curé d'Etrigny, par Tournus, en Bourgogne.

Envoyez-moi un Sachet, ce ſera le troiſieme que j'aurai fait venir. Je trouve qu'il facilite la reſpiration : car, avant que j'en portaſſe, j'étois ſujet à l'Aſthme. Depuis que je le porte, je m'en trouve guéri ; & je trouve que le Sachet que je fis venir, il y a plus d'un an, eſt épuiſé, n'y ayant preſque plus rien : car la courte haleine me revient depuis quelques jours : cependant le ſujet qui m'en a fait ſervir, a été une attaque d'Apoplexie & de Paralyſie dont je ſuis guéri. *Signé*, COLOMBES, Négociant à Marennes.

Envoyez-moi un Sachet : l'uſage conſtant que j'en fais depuis huit années, m'aſſure de ſon efficacité : plus de vapeurs, plus d'étourdissements ; graces à votre remede, je jouis de la meilleure santé. *Signé*, DE VOYO, Lieutenant de la Louveterie de France, à Verdun sur Saône.

Par une autre du même. Vous m'obligerez sensiblement de m'envoyer un de vos Sachets anti-apoplectiques, dont l'usage produit des effets merveilleux. Depuis longtemps que j'en porte, je m'apperçois que lorsque la matiere est épuisée, la machine s'engourdit. *Signé*, DE VOYO.

Depuis plusieurs années que Madame la Marquise de la Chevalerie, ma mere, porte votre Sachet, elle n'a pas eu la moindre attaque, & se porte, graces à Dieu, autant bien qu'une femme qui est de l'autre siecle, & qui a eu dix-sept enfants, peut l'espérer. C'est avec bien de la reconnoissance que je vous renouvelle mes remercîments & ceux de toute ma famille, vous priant de remettre un Sachet au Porteur, qui vous donnera 12 liv. Je suis, &c. *Signé*, l'Abbé DE LA CHEVALERIE, en Poitou.

La grande santé que je possédois, m'a fait oublier que je ne la tenois que de votre main ; mais tout-à-coup une menace de Paralysie m'a fait appercevoir que mon Sachet étoit vuide ; faites-moi la grace de m'en envoyer le plutôt qu'il vous sera possible ; je l'attends, je vous assure, avec la plus grande impatience. *Signé*, MONTHUS, Curé de S. Hilaire de Villard.

LETTRE de M. Poncet, Conseiller de la Chambre des Finances de S. A. E. de Cologne, du 12 Juillet 1768, de Bonn sur le Rhin.

Par le salutaire effet qu'ont produit en moi

vos Sachets anti-apoplectiques, depuis le mois d'Août 1766 que j'ai été attaqué d'Apoplexie, je prends la liberté de vous prier, Monsieur, de vouloir, pour les 24 liv. ci-jointes, me faire le plaisir de m'envoyer au plutôt, deux de vos Sachets anti-apoplectiques; & comme par la suite plusieurs à qui j'ai parlé de ce remede spécifique se détermineront d'en porter pour préservatif, je me flatte de vous en procurer un débit dans nos villes de l'Allemagne. Je suis, &c.

Signé, PONCET.

Les effets merveilleux que votre Sachet anti-apoplectique a fait à diverses personnes de notre Province, même dans notre ville, m'engagent d'avoir recours à vous, me trouvant atteint d'un engourdissement dans le bras & la jambe droite. Je me flatte, Monsieur, qu'au reçu de ma Lettre, vous aurez la bonté de m'en envoyer un par la premiere poste. *Signé*, HUGUES, Acolyte, à Carpentras, près Avignon, le 15 Juillet 1768.

Madame la Comtesse de Châtenay d'Harancourt, en Lorraine; M. Embry, Capitoul à Toulouse; M. le Comte de Nassau-la-Leck, à la Haye; M. Dieudy, de Marseille; M. l'Abbé d'Agay, à Besançon; M. Dubois, Curé d'Oisy-lez-Cambray, tous, & une infinité d'autres, attestent également les bons effets du Spécifique du sieur Louis Arnoult contre l'Apoplexie.

TOUT concourt, Monsieur, en faveur de la vérité, quand elle est une fois sortie des ténèbres: il arrive alors que le passé se réunit au présent pour la confirmer avec un nouveau lustre. Depuis la cinquieme édition de ma lettre, on a découvert qu'un de ces hommes célèbres, dont le nom & l'exemple forment ſeuls un argument reſpectable, eſt devenu zélé partiſan du Sachet anti-apoplectique de M. Arnoult, après l'avoir longtemps combattu; & qu'il n'a pas eu d'autre motif pour changer d'idée qu'une vraie conviction opérée par la force de ſa propre expérience. Ce triomphe du Sachet eſt ſi remarquable, que je ne dois rien changer aux termes dans leſquels il vient d'être publié; d'autant plus que contenant la récapitulation d'une partie des faits que j'ai raſſemblés ici, il me ſervira comme de corollaire : voici donc ce que tout le monde peut lire dans un ouvrage revêtu de l'autorité publique (1).

» S'il eſt de notre devoir de publier tout ce » qui a rapport à la conſervation des Citoyens, » les remedes qui préviennent ou guériſſent » des maux regardés comme incurables, méri- » tent ſur-tout cette attention de notre part. » Tel eſt le ſpécifique du ſieur *Arnoult* contre » l'Apoplexie, cette maladie cruelle, devenue » aujourd'hui ſi commune, dont les ſuites ſont » ſi funeſtes, & qui réſiſte ſi ſouvent aux re- » medes ordinaires de la Médecine. Depuis l'an » 1700, l'expérience la plus conſtante, & une » foule innombrable d'autorités ont accru cha- » que jour la réputation de ce précieux Topi- » que, ſans qu'on ait pu prouver que, dans » ce long eſpace de temps, il ſoit arrivé à au- » cun de ceux qui s'en ſont ſervis exactement, » un ſeul accident d'Apoplexie.

(1) Dans la feuille des *Annonces & Avis divers*, du lundi 19 Novembre 1759, & dans celle du 27 Novembre 1760.

» Le Roi de France, ſur le rapport de M. *Chi-*
» *coyneau*, Conſeiller d'Erat, premier Mede-
» cin de Sa Majeſté, Chancelier de l'Univerſité
» de Montpellier, & de l'Académie Royale de
» Sciences, par un Arrêt de ſon Conſeil d'E-
» tat, maintient le ſieur Arnoult dans le droit
» de compoſer & de vendre ſeul le remede anti-
» apoplectique, & défend à toutes perſonnes
» de quelqu'état & condition qu'elles ſoient,
» de contrefaire, vendre ni débiter ce remede,
» à peine de 1000 livres d'amende : (ainſi que
par un ſecond Arrêt confirmatif du premier, ſur
le rapport de M. *de Senac*, Conſeiller d'Etat,
premier Médecin du Roi, conforme à celui de
M. *Chicoyneau*, ſon Prédéceſſeur) » Ces Ar-
» rêts ont été auſſi rendus ſur les témoignages
» authentiques des perſonnes les plus éminen-
» tes en dignités, & ſur un nombre infini d'ex-
» périences heureuſes, atteſtées par les plus
» grands Médecins de l'Europe, entr'autres par
(MM. *Chicoyneau & de Senac*, tous deux
Conſeillers d'Etat, premiers Médecins du Roi),
» MM. *Dumoulin & Silva*, Médecins conſul-
» tants du Roi de France, & *Wolter*, premier
» Médecin de l'Empereur *Charles VII*, dont
» les noms immortels dureront autant que
» l'Art même auquel ils ont fait tant d'hon-
» neur. On peut joindre à ces autorités reſpec-
» tables, l'exemple d'un des plus célebres Mé-
» decins de nos jours, dont le nom va de pair
» avec ceux des *Chicoyneau, de Senac, Wol-*
» *ter, Dumoulin & Silva.* Une Lettre de
» M. *Legagneur* Médecin actuel de l'Hôpital
» Royal de Verſailles, diſtingué par ſon mérite
» & par ſes connoiſſances, atteſte que M. *Hel-*
» *vetius*, Médecin de la Faculté de Paris, Pre-

» mier Médecin de la Reine de France, & de » l'Académie Royale des Sciences, tomba en » Apoplexie & Paralisie en 1746; que tous » les remedes lui ayant été inutiles, on lui mit » le Sachet du sieur *Arnoult*, qui le rétablit » parfaitement sous les yeux de toute la Cour; » qu'il l'a soigneusement porté pendant douze » ans & jusqu'à sa mort, qui n'a été causée par » aucune atteinte de cette maladie. Cette lettre » ajoute que M. *Helvetius* avoit d'abord été » contraire à ce remede, mais que des expé- » riences réitérées, & une connoissance plus » particuliere de ses vertus, l'avoient enfin » obligé de s'en servir, & d'en conseiller l'u- » sage aux autres.

» On peut encore ajouter à ces graves té- » moignages une foule de Certificats authenti- » ques, délivrés par des personnes de la plus hau- » te distinction, tant dans l'Eglise que dans la » Robe, tel que le feu Cardinal *de Fleury*, » Premier Ministre de France, le Cardinal *de* » *Polignac*, qui a fait l'éloge de ce remede en » pleine Académie, en citant douze Seigneurs » de ses parents & amis qu'il a certifié avoir » été guéris de l'Apoplexie par l'usage de ce » précieux Topique; S. A. Madame la Prin- » cesse *Henriette de Nassau*, M. l'Abbé de » *Saint Hubert*, Prince; Monseigneur le Duc » *de Gêvres*, Gouverneur de Paris; M. *Mé-* » *rault*, Conseiller d'Etat, Procureur Général » du Grand Conseil; M. *Hérault*, Conseiller » d'Etat, & Lieutenant-Général de Police de » la ville de Paris, M. l'Abbé *Franquini*, ci- » devant Envoyé de Florence, Miladi *Sempil*, » M. le Baron *de Hocke*, Lieutenant Général » des Armées du Roi; M. le Baron *de Rol*,

» Brigadier des Armées du Roi à Soleure,
» M. *de Molondin*, Gouverneur de Soleure,
» en Suisse ; & un très-grand nombre de Méde-
» cins & de Chirurgiens très-éclairés, & d'une
» réputation bien établie, tels que MM. (*Chicoyneau*, Conseiller d'Etat, de l'Université
de Montpellier, premier Médecin du Roi,
de Senac, Conseiller d'Etat, premier Médecin;
Dumoulin, Médecin Consultant du Roi; *Helvetius*, premier Médecin de la Reine; *Legagneur*, Médecin de l'Hôpital Royal de Versailles, *Sylva*, Médecin Consultant du Roi; *Wolter*, premier Médecin de l'Empereur *Charles
VII*,) » *Garnier*, Médecin de la faculté de
» Paris, premier Médecin du Roi à la Martini-
» que ; *Forestier*, Médecin du Roi à Saintes ;
» *Mauran*, Médecin à Bergerac ; *Lemercier*,
» Médecin des Hôpitaux Militaires ; *Gaulard*,
» Médecin ordinaire du Roi ; *Santeuil*, Doc-
» teur Régent de la Faculté de Paris ; *Procope*,
» Docteur Régent de la même Faculté ; *Lar-
» chevêque*, Médecin de Rouen, & de la Fa-
» culté de Paris ; *Dionis*, *Fourneau* & *Bes-
» nier*, Docteurs-Régents de la même Faculté;
(*Tartonne*, Médecin de Salons en Provence,
de Lachapelle, Médecin de l'Hôpital de Mahon ; *Chamaillet*, Médecin à Verdun-sur-
Saône ; *le Febvre*, Médecin à Rethel-Mazarin ;)» *Lecomte*, aussi Médecin à Rethel-Ma-
» zarin ; *Lacroix*, Médecin à Bailleul en
» Flandres ; *Fels*, Médecin & Bourguemestre
» de Schlestat en Alsace ; *des Ruelles*, Méde-
» cin à Mons ; *Fourcheut*, Médecin à Bagnols
» en Bas-Languedoc ; *Tuyard*, Médecin à
» Sens, *Desjours*, *Février* & *Dubertran*,
» Chirurgiens-Jurés à Paris ; *Desport*, Premier

» Chirurgien des Armées du Roi, & Chirur-
» gien ordinaire de la Reine; *Desormeaux*,
» Chirurgien à Blois, & une infinité d'autres
» que l'on a cités dans tous les Ouvrages pé-
» riodiques «.

CONCLUONS, Monsieur, que jamais remede n'a mieux mérité la confiance du Public. Elle porte, comme vous l'avez vu dans tout le cours de cette petite Dissertation, sur les trois principaux fondemens de la foi humaine, le raisonnement, l'expérience constante, & les plus graves témoignages qui puissent former ce qu'on nomme *Autorité*. Rien, dans ce genre, ne ressemble tant à la Démonstration. C'est la remarque d'un de nos plus célèbres Ecrivains; & je ne fais que l'étendre, pour la mettre dans un plus grand jour. » Il faut renoncer, dit
» M. l'Abbé Prévôt, (*) à toute certitude
» naturelle, si l'expérience appuyée sur le raison-
» nement, & constatée par des témoignages ir-
» récusables, ne l'emporte pas ici sur toutes les
» objections & sur tous les doutes. Dans la va-
» riété des remedes de la Médecine, peut-être
» n'en trouveroit-on pas un dont la vertu soit
» si bien prouvée: & si l'on ajoute que l'Apo-
» plexie est le plus redoutable de tous les
» maux, l'opinion du préservatif augmentant
» avec celle du danger, on regardera le Spéci-
» fique de M. Arnoult, comme une des plus

(*) Dans son Ouvrage périodique. Il avoit porté le Sachet pendant vingt-deux ans, & attestoit publiquement, non-seulement qu'il en avoit ressenti lui-même les effets, mais qu'il les avoit suivis & vérifiés dans plusieurs des personnes qu'on a nommées, particuliérement dans le Maître d'Hôtel de M. l'Abbé Franquini.

» heureuſes découvertes de notre ſiécle.

Auſſi voyons-nous, Monſieur, qu'après avoir eſſuyé bien des contradictions, comme il arrive toujours aux inventions utiles, le Sachet anti-apoplectique jouit, dans toute l'Europe, d'une réputation que l'envie n'a pu détruire, & que le ſuccès ne ceſſe de juſtifier. J'ai l'honneur d'être, &c.

FIN.

APPROBATION.

J'AI lu, par ordre de Monſeigneur le Chancelier, la cinquiéme Edition de la *Diſſertation en forme de Lettre ſur l'effet des Topiques, &c.* avec quelques corrections & augmentations intéreſſantes ; je n'y ai rien trouvé qui puiſſe en empêcher une ſixiéme Edition. A Paris, ce 28 Juillet 1768.

CASAMAJOR.

PRIVILÉGE DU ROI.

LOUIS, PAR LA GRACE DE DIEU, ROI de France & de Navarre : A nos amés & féaux Conſeillers, les Gens tenants nos cours de Parlement, Maîtres des Requêtes ordinaires de notre Hôtel, Grand-Conſeil, Prévôt de Paris, Baillifs, Sénéchaux, leurs Lieutenants Civils, & autres nos Juſticiers qu'il appartiendra : SALUT. Notre amé le ſieur ARNOULT Nous a fait expoſer qu'il deſireroit faire imprimer & donner au Public une *Diſſertation en forme de Lettre, ſur l'effet des Topiques dans les maladies internes*, s'il nous plaiſoit lui acorder nos Lettres de Permiſſion pour ce néceſſaires. A CES CAUSES, voulant favorablement traiter l'Expoſant, Nous lui avons permis & permettons par ces Préſentes, de faire imprimer ledit Ouvrage autant de fois que bon lui ſemblera, &

de le faire vendre & débiter par-tout notre Royaume, pendant le temps de trois années consécutives, à compter du jour de la date des présentes: Faisons défenses à tous Imprimeurs Libraires, & autres personnes de quelques qualité & condition qu'elles soient, d'en introduire d'impression étrangere dans aucun lieu de notre obéissance: A la charge que ces Présentes seront enregistrées tout au long sur le registre de la Communauté des Imprimeurs & Libraires de Paris, dans trois mois de la date d'icelles; que l'impression dudit Ouvrage sera faite dans notre Royaume, & non ailleurs, en bon papier & beaux caractères; que l'Impétrant se conformera en tout aux Réglemens de la Librairie, & notamment à celui du 10 Avril 1725, à peine de déchéance de la présente permission; qu'avant de l'exposer en vente, le Manuscrit qui aura servi de copie à l'impression dudit Ouvrage, sera remis dans le même état où l'Approbation y aura été donnée, ès mains de notre très-cher & féal Chevalier, Chancelier de France, le sieur DE LAMOIGNON, & qu'il en sera ensuite remis deux exemplaires dans notre Bibliotheque publique, un dans celle dudit sieur DE LAMOIGNON, un dans celle de notre très-cher & féal Chevalier, Vice-Chancelier & Gardes des Sceaux de France, le sieur de MAUPEOU, le tout à peine de nullité des Présentes: du contenu desquelles vous mandons & enjoignons de faire jouir ledit Exposant & ses Ayant-causes, pleinement & paisiblement, sans souffrir qu'il leur soit fait aucun trouble ou empêchement. Voulons qu'à la copie des Présentes qui sera imprimée tout au long au commencement ou à la fin dudit Ouvrage, foi soit ajoutée comme à l'original. Commandons au premier notre Huissier ou Sergent sur ce requis, de faire pour l'exécution d'icelles tous actes requis & nécessaires, sans demander autre permission ; & nonobstant clameur de haro, charte Normande, & Lettres à ce contraires. CAR tel est notre plaisir. DONNE' à Paris le vingt-cinquiéme jour du mois de Juillet, l'an mil sept cent soixante-huit, & de notre règne le cinquante-troisieme. *Signé*, LOUIS. Par le Roi en son Conseil.

Signé, LE BEGUE.

Regiſtré ſur le Regiſtre XVII de la Chambre Royale & Syndicale des Libraires & Imprimeurs de Paris, N°. 174, Fol. 500, *conformément au Réglement de 1723, qui fait défenſes, Article XLI, à toutes perſonnes de quelque qualité & condition qu'elles ſoient, autres que les Libraires & Imprimeurs, de vendre, débiter & faire afficher aucuns Livres pour les vendre en leur nom, ſoit qu'ils s'en diſent les Auteurs ou autrement, & à la charge de fournir à la ſuſdite Chambre neuf Exemplaires preſcrits par l'Article CVIII du même Réglement. A Paris, ce 26 Août 1768.*

Signé, BRIASSON, Syndic.

De l'Imprimerie de P. G. SIMON, Imprimeur du Parlement.

www.ingramcontent.com/pod-product-compliance
Ingram Content Group UK Ltd.
Pitfield, Milton Keynes, MK11 3LW, UK
UKHW020919180726
13838UKWH00002B/639